著名中医养生学家
真气运行学术创始人
李少波百岁传奇

真气运行学术创始人
李少波传

焦世袭　李天晓■著

中国中医药出版社
·北　京·

图书在版编目（CIP）数据

真气运行学术创始人李少波传 / 焦世袭，李天晓著 .—北京：中国中医药
出版社，2019.6（2023.1 重印）

ISBN 978 – 7 – 5132 – 5564 – 6

Ⅰ . ①真…　Ⅱ . ①焦…　②李…　Ⅲ . ①李少波—传记　Ⅳ . ① K826.2

中国版本图书馆 CIP 数据核字（2019）第 080513 号

中国中医药出版社出版

北京经济技术开发区科创十三街 31 号院二区 8 号楼
邮政编码　100176
传真　010-64405721
河北品睿印刷有限公司印刷
各地新华书店经销

开本 710×1000　1/16　印张 17.5　字数 233 千字
2019 年 6 月第 1 版　2023 年 1 月第 2 次印刷
书号　ISBN 978 – 7 – 5132 – 5564 – 6

定价　128.00 元
网址　www.cptcm.com

服 务 热 线　010-64405510
购 书 热 线　010-89535836
维 权 打 假　010-64405753

微信服务号　zgzyycbs
微商城网址　https://kdt.im/LIdUGr
官 方 微 博　http://e.weibo.com/cptcm
天猫旗舰店网址　https://zgzyycbs.tmall.com

如有印装质量问题请与本社出版部联系（010-64405510）
版权专有　侵权必究

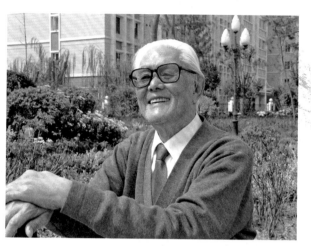

李少波

法古宗今穷理尽性了得自然的睿智者
潜心探索人体生命奥秘的矢志追求者
构建益寿延年全生实践学说的先行者

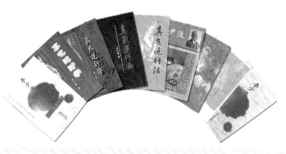

李少波真气运行学术专著

天然意向少人知，

幸得知音记事迹。

欲求自然生生妙，

说来也只三五一。

王冰预言千载后，

真气运行应时机。

得之人人登寿域，

举世欢呼中华医。

李少波

2002 年 10 月 25 日

（2002 年 10 月，《李少波传略》初稿完成，李少波先生审定后，欣然赋诗一首，以抒情怀。注：李少波自号"天然"）

向李少波教授学习，用健康的行为服务大众

代序

著名中医、养生学家、真气运行学术创始人、原甘肃中医学院李少波教授，于 2011 年 9 月 28 日 17 时 29 分在甘肃省平凉市无疾而终，享年 102 岁。他把一项中医技术推向全世界，这在甘肃省是第一人，是 2011 年甘肃十大陇人骄子候选人之一。卫生部部长陈竺，卫生部副部长、国家中医药管理局局长王国强，中共甘肃省委、省人大常委会、省人民政府、省政协主要领导和分管领导均致电并送花圈吊唁。

李少波教授毕生致力于发展中医事业，秉承大医精诚之理念，淡泊明志，孜孜不倦，悲悯患者，治病救人，继承和发展了中医学宝库的精髓——吐纳导引术（即真气运行养生方法）。吐纳引导术传播 50 余年，治愈患者无数，是中华人民共和国成立以来甘肃省少有的将中医技术广泛传播到海外的专家。他躬亲实践，达到了健康长寿、无疾而终的医学最高境界，是我们卫生工作者学习的榜样。

向李少波教授学习，做一名健康的卫生工作者。所谓健康的卫生工作者，首先要使自己的身心健康，再用健康的理念去

教育人，以健康的行为去帮助人，树立健康的形象去引导人。中医是国宝，是一棵参天大树，有 5000 年的华夏文明做根，有历代医家的皇皇巨著为干，有各俱千秋的流派为枝，有众多名医的绝技传奇为叶，有芸芸患者做这颗大树的土壤，有中国古代哲学思想为其遗传基因，可以让人们像李少波教授一样健康长寿且无疾而终。

卫生工作者应该率先继承和发扬中医文化，树立健康的思想理念，养成健康的行为习惯，用自己健康的行为去为社会大众服务。只有这样，才能做一名人民信任和满意的卫生工作者。可以肯定地说，一个疾病缠身、因病早亡的医生是没有学习到医学真谛的。

学习李少波教授，就是要热爱医学事业，为人民的健康奉献自己的一切。卫生工作者要博学医家之长，不管是中医、西医或其他医学，都是积聚了几代，甚至是几十代、几百代人的智慧和实践经验，应该认真学习，躬身实践。只有这样，才能找到钥匙，打开健康的大门，更好地为患者服务。

当前，西方医学技术已经走到了一个瓶颈阶段，无法完全解开人的基因密码，脏器移植和克隆技术也无法让人达到真正的健康。特别是目前超级细菌的出现，让医学界对抗生素的使用提出了质疑。而博大精深的中医，起到了神奇的作用，正如《内经》中所说："上古之人，其知道者，法于阴阳，和于术数，食饮有节，起居有常，不妄作劳，故能形与神俱，而尽终其天年，度百岁乃去。"李少波就是通过这样的方式为我们做出了示范。因此，我们卫生工作者应该审时度势，博览众医之长，抓住医学的根本和精髓，去学习和实践，得出真正的医道，去解决人民的健康问题，给社会大众以正确的引导。

李少波教授虽然离我们而去，但他高尚的医德，精湛的医术，永远活在我们的心中。特别是他创立的"真气运行学"，不仅在甘肃中医学院开花结果，在甘肃省卫生界进行了推广，而且已经遍及全国，走向世界。

愿李少波教授在天之灵安详，愿全省的卫生工作者以李少波教授为榜样，用健康的行为利己利人，为人民的健康事业做出应有的贡献。

甘肃省卫生和计划生育委员会主任　刘维忠
2011 年 10 月

目录

执古之道，以御今之有，以知古始，是谓道纪。

《道德经·赞玄第十四》

天行健，君子以自强不息。

《周易·上经》

引子 寿同山岳永 福共海天长

公元 2008 年，注定是国人乃至全世界都难以忘怀的一年。这一年，在中国发生的大事太多太多，可谓欣慰和悲伤同在，荣耀与灾难并存。

这一年，大地震、雪灾、水灾、泥石流、手足口病、霍乱疫情，一波又一波袭来。

这一年，火车相撞、重大矿难、地铁施工地面坍塌、三聚氰胺毒奶粉，一次又一次发生。

这一年，中国以北京成功举办第 29 届奥运会、残奥会，成功发射"神舟七号载人飞船"，展示出改革开放 30 年所取得的骄人成绩。

也是在这一年，仲秋吉日，正值第 29 届残奥会在北京开幕之际，甘肃省兰州市的西北宾馆鲜花簇拥，彩旗猎猎，人来人往，熙熙攘攘，沉浸在一派祥和浓郁的节日气氛之中。

很多人也许不知，一位潜心探索人体生命奥秘的矢志追求者，一位法古宗今、穷理尽性、了解自然的睿智者，一位为人类健康呕心沥血、奋斗了大半生的老人，即将度过他的 100 岁诞辰。他在国内外的授业弟子和学生，千里迢迢汇聚在这里，共同庆贺这位老人的 100 华诞，参加中医真气运行学术国际研讨会。

由甘肃省卫生厅、中国民间中医医药研究开发协会、兰州李少波真气运行研究所共同主办和国内外多个真气运行组织协办的"李少波教授 100 华诞庆典暨中医真气运行学术国际研讨会"于 2008 年 9 月 6 日隆重举行。

中共甘肃省委常委、纪委书记蒋文兰，中国民间中医医药研究开发协会常务副会长周立孝，甘肃省卫生厅厅长刘维忠，以及甘肃省教育厅、甘肃中医学院（现甘肃中医药大学）的主要负责人出席祝贺。来自国内（包括香港、台湾）20 个省、市（地区）和印度尼西亚、马来西亚、新加坡、汶莱、德国、澳大利亚等国李少波教授的学生、弟子及真气运行受益者近 300 人参加了这一盛大活动。

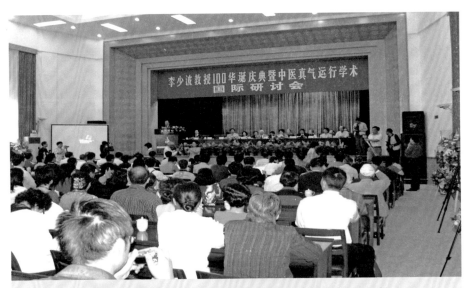

李少波教授 100 华诞庆典暨中医真气运行学术国际研讨会

多位领导和嘉宾做了演讲和致辞，他们共同祝贺李少波教授的 100 华诞，盛赞他所创立的真气运行学术和实践方法在养生健身、防病治病、弘扬中国医学等方面起到的重要作用。

在这之前，甘肃省副省长郝远专程看望了李少波教授，表示支持李老所创立的真气运行学术，认为该学术为弘扬中医学做出了应有的贡献。活动结束后，卫生部副部长、国家中医药管理局局长王国强等一行领导也看望了李老，共同探讨中医"治未病"的方法以及中医学发展的方向。

多家新闻媒体，如《光明日报》《中国中医药报》《甘肃日报》《西部商报》及甘肃电视台等媒体采访了李少波教授，先后报道了真气运行学术的活动盛况。

全国各地的有关机构和个人发来的贺电、贺信，道出了人们对李少波教授无比爱戴的情感，为活动增添了光彩。一些同道书写的贺辞，更成为了一道亮丽的风景线。

原中共浙江省委常委、常务副省长翟翕武的书法作品"仁者寿"，充分反映了这位年近九秩的老人对李老道德的高度评价。甘肃省文史馆馆员、著名书法家黎凡书写的"百寿图"，字字饱含着对李老的深厚感情和美好祝愿。安徽省宿县一位练习真气运行有成的老先生欣然写道："黄河远上接苍穹，混沌初开天一功。苦练方能入圣域，勤修自可拜仙翁。黎元仁寿明真谛，赢劣获安赞道隆。慈惠无穷人仰止，吾师德应比神农。"以自己切身的锻炼感悟，高度赞扬了修炼真气运行的神奇效果和李老的研究成就。"溯妙道而行真窥得师氏藏经地；锻灵枢而铸法成就岐黄济世心"，兰州一位同修的贺联，明确提示了真气运行学术研究的切入点、重点及方向。

寿同山岳永，福共海天长。李老授业弟子们的贺辞，道出了所有同修的心声，充分表达了大家对李老的美好祝愿。

当参加活动的人们看到李少波教授年届百岁，仍然精神矍铄，思维敏捷，语言清晰，无不为之而赞叹，无不为真气运行养生实践方法的奇效而折服。大家一致认为，当今很多人把健康长寿的希望寄托在药物和保健品上，实际上是一个很大的误区。找到一个符合人体生理且科学的养生锻炼方法，发挥人体的固有潜能，才是最根本的途径。

"上工治未病"早在《内经》中就提出来了，然而怎样去"治未病"？怎样预防疾病？时至今日还没有找到一个好的办法。李少波教授的真气运行养生实践方法，经临床科研和多年在国内外的推广，证明对各种久治不愈的慢性疑难病症确有明显疗效，获得了卫生部门的临床验证奖项，是实实在在的预防医学方法，现在应该是予以大力推广，造福人民群众的时候了！

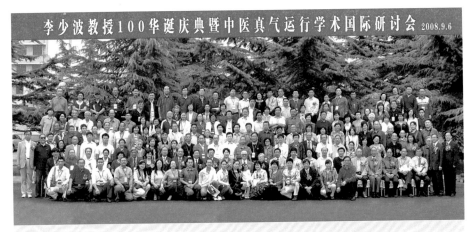

李少波教授100华诞庆典暨中医真气运行学术国际研讨会

为什么一位百岁老人被如此众多的人所仰慕？为什么他的诞辰庆典有那么多人来争相祝贺？为什么他的学术思想和成就有那么多人关注？这不能不引起我们追溯的兴趣。

上篇
漫漫寻道路
（1910～1941）

一阴一阳之谓道，继之者善也，成之者性也。

《周易·系辞上传》

至道之精，窈窈冥冥；至道之极，昏昏默默。无视无听，抱神以静，行将自正。必静必清，无劳汝形，无摇汝精，乃可以长生。目无所见，耳无所闻，心无所知，汝神将守形，形乃长生。

《庄子·在宥》

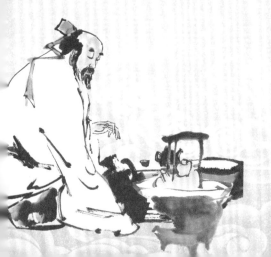

第一章　童年时期

溏沱河边高粱地旁的一处高坡上，坐着一位身穿深蓝色衣裤的少年，一头浓密的黑发在阳光下熠熠发亮，一双深邃有神的眼睛充满幻想。他身材略显单薄，个头适中。此刻，他正目不转睛地凝视着远方，心中似乎充满了向往。

一、诞生岁月

辛亥革命爆发的前一年（清宣统二年），公元 1910 年 4 月 1 日（农历庚戌年二月二十二日），河北省安平县程油子乡信口村一户李姓人家，有一个男孩出生了。

生儿育女本是件很平常的事情，不会引起人们太大的关注。然而，在几十年后，当大家看到这个男孩长大成人后所创立的学说，面对他为中医学所做的贡献，听到那么多人为他歌功颂德，便会引起大家关于这个男孩的联想。医道修习者会首先想到唐代太仆令、大医学家、养生家王冰。这位圣哲在他所撰写的《重广补注黄帝内经素问·序》中开宗明义地说道："夫释缚脱艰，全真导气，拯黎元于仁寿，济羸劣以获安者，非三圣道，则不能致之矣。"在《重广补注黄帝内经素问·序》的结尾处明确提出："君臣无夭枉之期，夷夏有延龄之望。俾工徒勿误，学者惟明，至道流行，徽音累属，千载之后，方显大圣之慈惠无穷。"睿智地把"至道"拯黎元于仁寿，济赢劣以获安的希望寄托在一千年以后。

1910 年距这位先哲所预言的时间恰好是 1100 余年。

不知道是不是巧合，历史的发展印证了王冰的预言！

安平县，坐落在广袤无垠的冀中平原上，位于滹沱河下游。连年的战事，让这里的老百姓苦不堪言。破船偏遇顶头风，天也不遂人愿，几乎每年下半年都暴雨倾盆，水患频仍。滹沱河从山西滚滚南下再折向东蜿蜒而来，将黄土高原的泥沙无情地沉积在这一带河床，年复一年，河床不断增高。遇到暴雨，洪水泛滥，冲垮河堤，安平境内便是一片汪洋，而信口村则首当其冲，受害最甚。庄稼颗粒无收，不少房屋被洪水冲毁坍塌。村民们对付水灾的唯一办法就是麦收后种高粱，只有高粱身高杆壮，勉强能在水里生长。成熟后先把穗子收回，待水退后再割回杆子当柴火。为了防水，村民们不断地筑河堤，打村堰，终日焦急忧虑，日子过得提心吊胆。

生了这个男孩的这一家人，在这一带也算是殷实之家。此时尽管家境逐渐没落，但仍不失为村里的大户。老弟兄三个，老大和老三到外地经商，常年不归。家里留下的老二，生有三子，长子生子，是为长孙，可以掌门持家，这对中国的农家来说，无疑是件大喜事。

祖父是个饱学之士，给孙子取名为少波，愿他此生少一些波折，多一些吉祥；祖父同时也是一个医道研修者，愿孙子能继承家教，济世活人，光前裕后。

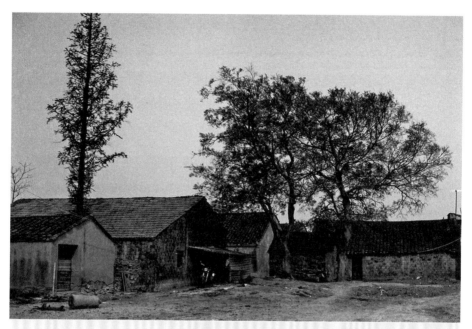

李少波出生地安平县信口村

二、读书习武

童年的李少波与中国农村孩子所过的田园诗般的生活有所不同。他和同龄人也完全不一样，不贪玩，也不淘气，内向持重。人们看到他整天皱着眉头，好像总在思考着什么，这些行为和他的年龄大不相符。村里的人都不明白，这孩子究竟是怎么回事，太内向了。其实，他的机灵懂事，家里人是清楚的，但心里也总是纳闷：这个孩子整天沉默寡言，到底在想什么呢？

每天晚上睡觉前，他总是想很多事情，天文地理，社会人事，有很多大人都不明白的事情他也在苦思冥想。想到一些生老病死的事，很是伤心难受，禁不住泪水直流。早晨起来枕头总是湿湿的，眼泪不知流了多少。祖父是中医，经常有患者上门看病。他一见患者到家里来，心情就特别沉重，好像自己也得了病似的。心想，人为什么要生病呢？为什么还要吃那么苦的药？人不生病不吃药难道就不行吗？

燕赵大地自古尚武，武风极盛，流派很多，有沧州八极拳、深州形意拳、永年太极拳等。"文有太极安天下，武有八极定乾坤"，都是对燕赵拳术之美誉。

沧州八极拳在清末民初时，因王中泉、张景星、李书文、王连峰、霍殿阁、刘云樵、吴会清等人而闻名中国。

形意拳大家有深县（现深州市）神拳李洛能，著有《形意拳谱》。李洛能的弟子众多，遍及各地。知名者有山西太谷车永宏、贺运亨，山西榆次李广亨，北平大兴宋世荣、宋世德，河北深县刘奇兰、郭云深、李占元、刘元亨，河北安国张树德，河北河间刘晓兰，河北新安李镜斋，江苏白西园，广西南宁孟志荣和他的儿子李太和等。

永年太极有杨露禅父子，还有武式太极武禹襄昆仲、八卦掌宗师董海川等。

受这些拳界大家的影响，河北省习武练拳蔚然成风。李少波的祖父、父辈都是当地小有名气的练家子，外祖父和舅舅也是当时北平有名的振威镖局的镖师，武艺超群，享有盛名。

李少波小时候身体孱弱，为使身板硬朗起来，祖父和父亲在他7、8岁时就开始指导他练拳。他们首先教李少波练八段锦、十路弹腿。随着他年龄的增长，又陆续教练戳脚、劈挂、翻手、八极、形意、少林，甚至连刀、枪、棍、剑、鞭十八般兵器都要练习。经过几年的勤学苦练，少年李少波的功夫大有长进，一招一式，有模有样，身体也逐渐强壮起来。这为他以后的练拳，以及创编真气运行动功奠定了厚实的基础。

10岁那年，家人送他去私塾读书。4年时间里，他先后读了《三字经》《百家姓》《千字文》《弟子规》《论语》《孟子》《大学》《中庸》等。几年以后，村里的学堂散了，他不得不暂时辍学，除温习所学的功课外，其余时间便跟着祖父练习各家拳法。

安平县城有一所县立高小，是清末"废科举，兴学校"潮流中办起来的小学，教学质量较高。16岁那年，家里便送他到这所学校寄宿读书。学校原来的学制为3年，他上学时学制虽已改为2年，但课程仍然是按3年设置。学校既教中国的经书，也教西方的新学。课程设有国文、算术、历史、地理、体育、音乐、美术、生理卫生，还开设英语。

在这所学校里，他学到了很多新知识，大大开阔了眼界。由于学习勤奋，多门功课都取得了好的成绩，尤以作文成绩最佳，经常受到老师的赞许。所写作文经常被作为范文在同学中传读。老师看他是个可造之才，很是器重，时时指导他，他也因此受益匪浅。

两年后毕业，因家境衰落，没能继续上高一级的学校。回家后与村里的一所初小老师"换工"，当"小教员"，替老师给学生上课，老师则向他系统地讲解"四书五经"，既巩固了过去所学的知识，又获得了新的学问。

在几年的读书学习中，"四书"对他影响很大。《大学》开宗明义："大学之道，在明明德，在亲民，在止于至善。知止而后有定，定而后能静，静而后能安，安而后能虑，虑而后能得。"《中庸》："天命之谓性，率性之谓道，修道之谓教。道也者，不可须臾离也，可离，非道也。""思知人，不可以不知天。""至诚无息，不息则久，久则征，征则悠远，悠远则博厚，博厚则高明。"这些由华夏先哲们所总结出来的真理，引起了他的浓厚兴趣。研读玩味，与平日所思、所练的都能联系起来，领悟到了自然之道的规律，甚至对以后的证道也产生了积极影响。即使到了耄耋之年，老人对这类论述仍记忆犹新，背诵起来滚瓜烂熟。

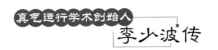

第二章　吐纳导引

吐纳导引，就是通过调息培养自身的浩然正气，即人体赖以生存的真气。李少波早年的悟道、修道，以后的医道同参，其启蒙就是吐纳导引。现代有些人一听说"修道"，便和道门、封建迷信联系了起来，这是认识上的误区。其实古代哲人所提出的"道"，是指事物之真相，宇宙万有之本体，也就是现代哲学所说的"真理"。"修道"则是探求真理的实践过程，其目的是逐步靠近真理。正如老子所说"了得一，万事毕"。

三、医道世家

李少波的祖上辈辈有中医，到祖父这一代，不仅精通医术，而且得到高人指点，素谙"吐纳导引"之术。父亲在中医方面也有较深的造诣，因是长子，早早就挑起了当家的担子，无暇顾及医道。三叔擅长针灸，李少波早期的针灸知识，都是从三叔那里学来的。在旧中国的农村，医生被视为救命的菩萨，很受人尊重。因此，李家在当地是颇有名气的。

李家的庄园很大，院子也长。一进大门，三层院子错落有致。祖父青年时巧得异人传授，豁然开悟，从此则主司炼养修道，偶尔也给患者看看病，其余杂事基本不管不问。

家人在最外边院子的大门旁，盖了间房子，专供他炼养。这间房子很是神秘，别人是不能进去的。祖父30多岁之后，整天大门不出，二门不迈，一个人在那间小房子里练功。每天起得很早，晚上又睡得很晚，基本上不睡觉，但精神很好。天刚亮时，别人还在睡觉，他和农家的很多老人一样，早就背上粪筐到村子周围拣粪去了。人们还没起床，他已拣粪回来练功了。日复一日，积的肥很多很多。

祖父矢志修道除高人指点外，还有一个原因，说起来真是很奇妙。

李家雇了一个管家，名叫王老锡。祖父对他很信任，平时有什么要紧的事都交给他办。这个王老锡很不一般，看似貌不惊人，但精通天文、善观天象。对于天气变化，说什么话都非常灵验，大家感到既古怪又神奇。

有年夏收，龙口夺食，要赶在暴雨前收回地里的麦子。人们都很紧张，麦场上一片忙乱。李家土地较多，收麦时要雇几十号人。收来的麦子一大早在场上摊开晒，中午时候晒干、碾场，将粮食收藏好，才能免遭雨水冲走之患。麦收时节，几乎天天是这样。

有一天，艳阳高照，正是晒麦的好日子，长工短工都在场院里紧张的翻场摊晒麦子。恰巧祖父这时也到了场院，看到眼前的一切，心里很是满意。可是令他不解的是，王老锡突然大声喊道："大家都听着，快把麦子收起来垛好！"于是，人们在他的指挥下急促地把摊晒的麦子往一起垛，并把垛起的麦垛用网罩起来，好像要出什么事情。祖父心里直嘀咕："好好的天气，不晒麦子，收起来干什么？"没等祖父发问，王老锡已走到一边干活去了，似乎根本没有发现他的到来。祖父莫名其妙，只好一人坐在树下，看他究竟要干什么。

忽然，只听西北方天空一声霹雳，雷鸣电闪，顿时乌云密布，倾盆大雨随之而来，大雨足足下了一个时辰。要是再晚一袋烟的工夫，场上的麦子准得泡汤。这时祖父才恍然大悟：此人真是料事如神。连连自言自语："奇人！奇人！"

在王老锡这件事的启迪下，祖父相信这世上确有大智大慧之人。他到处寻访高人，屡得真传。一生勤修苦练，从不懈怠，取得了很高造诣。

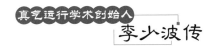

祖父去世后，父亲和三叔将祖父经常义诊的任务担当起来。最有成就的是三叔，他对针灸研究很深。再加上他的静功修养，施治时神气并发，疗效显著。他经常为人们义务治病，方圆百十里不断有人来请。

李少波当医生后，三叔把针灸的一些诀窍、门道、经验全数传给了他。针灸书上讲，筋不能用针扎，要躲筋、躲骨、躲血管。但三叔有自己的高招，在某些病症上专取筋穴为治，特别有效果。以后李少波也用这个"绝招"，还真治好了不少病。

20世纪60年代，甘肃兰州有一位舞蹈演员，练形体时不小心扭伤了脚，伤势严重，脚尖下垂抬不起来。不要说跳舞，路都无法走，非常苦恼。有人介绍她找李少波治疗，诊断为过度运动损伤后被风寒侵袭而成的"痹症"，用一般的针法解决不了问题。他按三叔所传诀窍，用针刺肌腱，患者很快就痊愈了。

20世纪80年代末，浙江杭州一名患者，不知什么原因，双脚耷拉着抬不起来。在白求恩医院住了好长时间，吃了不少药，花了十多万也没有任何疗效。一个偶然的机会，听说李少波在杭州讲学，便找上门来请求治疗。李少波一面教她练功，一面辅以针灸，也就是一个多月的时间，患者完全恢复了健康，激动得直掉眼泪。

四、祖父训导

在祖父的影响下，全家人都抽空练功，当时叫"吐纳"。亲戚朋友和村里的不少人，都把祖父当作师父，也纷纷学练"吐纳"。但祖父的练功房，家中的任何人是不能随便进去的，邻居和客人更是不敢窥探打听。

也许是隔辈亲，李少波却能自由出入祖父的练功房。祖父看他少年老成，做事认真，很是喜欢。每次孙子到他的房间，总是热情地招呼其坐下来跟他一起打坐。毕竟孙子还小，长时间地坐下去很是无聊。老人也不责怪，只是要求他不要胡思乱想，坚持下去就是了。就这样，在耳濡目染之下，渐渐地他也能和祖父一样，一坐就是大半天。小孩子见识较少，欲望淡漠，是练功开悟的最佳时机，又有人带着，进步当然就快多了。

有一次，他和祖父一起练功，坐着坐着，只觉一股气流沿脊椎而上，在枕骨处停了下来，浑身不自在。正不知怎么办时，只听祖父轻声对他说："你什么也别想，注意头顶就行了。"大约半炷香的工夫，他忽然感觉头顶像揭开盖子一样，连声喊："受不了，受不了，力量太大了！"祖父慈祥地望着他，只是笑了笑，什么话也没说。后来，他才知道这是"通关"了！

"通关"，中医谓之"通督"，是修道的一个飞跃。

这时，李少波已读完私塾，有了一定的理解能力，"之乎者也"再也难不住他了。祖父见时机已到，应该让孙子读一些更有用的书了。

祖父在他的诸多藏书中，挑选了一本作为送给孙子的第一件礼物，这本书是他最心爱的一部手抄书，名叫《勿药元诠》。"勿药"意为不吃药就能治病，"元诠"即为诠释恢复健康的道理。《勿药元诠》为明末清初著名医学家汪昂所著，本书以《内经》中的传统中医基本理论为指南，记述导引、吐纳、摄养等防病健身的方法以及对一些常见疾病的预防方法，还介绍了饮食起居等方面应注意的问题，是不可多得的养生防病著作。

这本书对李少波一生悟道从医影响很大，他一直将此书视为珍宝，随身携带，从不离身。可惜在"文革"中被当作"四旧"烧掉了。

《勿药元诠》开篇所论述的就是《内经》中的"恬惔虚无，真气从之，精神内守，病安从来"。其导语写道："《内经》曰：'圣人不治已病治未病。夫病已成而后药之，譬犹渴而穿井，斗而铸兵，不亦晚乎。'兹取养生家言，浅近易行者聊录数则，以听信士之修持；又将饮食起居之禁忌，撮其大要，以为纵恣者之防范，使人知谨疾而却病，不犹胜于修药而求医也乎。"圣人不提倡有病之后再去治疗，而更重视没得病前的预防。假若病已形成再去治疗，岂不是渴而穿井，斗而铸兵，不也太晚了吗？这就是最早的预防医学思想。

该书对各家养生精要一一做了介绍，包括"上古天真论""调息""苏子瞻养生颂""小周天""道经六字诀""金丹秘诀""精气神""诸伤""风寒伤""饮食伤""色欲伤"等。其中，选录《内经·素问·上古天真论》的一段："上古之人，其知道者，法于阴阳，和于数术，食饮有节，起居有常，不妄作劳，故能形与神俱，而尽终其天年，度百岁乃去。今时之人不然也，以酒为浆，以妄为常，醉以入房，以欲竭其精，以耗散其真，不知持满，不时御神，务快其心，逆于生乐，起居无节，故半百而衰也。夫上古圣人之教下也，皆谓之虚邪贼风，避之有时，恬惔虚无，真气从之，精神内守，病安从来。"阐述了吐纳导引所要达到的目的及其实际效果。

《勿药元诠》关于调息的介绍与论述也非常精辟，对释道儒各家的养生修持要旨做了评点。书中说："调息一法，贯彻三教，大之可以入道，小用可以养生。故释迦垂教，以视鼻端，自数出入息为止观法门。庄子《南华经》曰：'真人之息以踵。'《周易》随卦曰：'君子以向晦入宴息。'王龙溪曰：'古之真人，有息无睡，故曰向晦入宴息。宴息之法，当向晦时，耳无闻，目无见，四体无动，心无思虑，如种火相似。先天元神元气相育相抱，真息绵绵。'老子曰：'绵绵若存，开阖自然，与虚空同体，故能虚空同寿也。'世人终日营扰，精神困惫，夜间靠此一睡，始够一日之用，一点灵光，尽为后天浊气所淹，是谓阳陷于阴也。"要求养生修炼者精神内守，神不外驰，一心调息，培养元气。告诫人们不要思虑营营，耗伤真气，使精神困惫。

"调息之法，不拘时候，随便而坐，平直其身，纵任其体，不倚不屈，解衣宽带。腰带不宽，则上下气不流通，务令调适。口中舌搅数遍，微微呵出浊气，不得有声。鼻中微微纳之，或三五遍，或一二遍，有津液咽下。叩齿数通，舌抵上腭，唇齿相着，两目垂帘，令朦胧然。渐次调息，不喘不粗，或数息出，或数息入，从一至十，从十至百，摄心在数，勿令散乱。如心息相依，杂念不生，则止勿数，任其自然，坐久愈妙。若欲起身，须徐徐舒放手足，勿得遽起。能勤行之，静中光景，种种奇特，直可明心悟道，不但养生全生而已也。调息有四相：呼吸有声者风也，守风则散；虽无声而鼻中涩滞者喘也，守喘则结；不声不滞，而往来有形者气也，守气则劳；不声不滞，出入绵绵，若存若亡，神气相依，是息相也。息调则心定，真气往来，自能夺天地之造化，息息归根，命之蒂也"。这正是《勿药元诠》所描述的具体的调心、调身、调息方法。

对少年李少波来说，《勿药元诠》这部书简直太重要了，书中所讲正是祖父教他练的方法。他非常爱看这部书，几乎每天都要翻阅一遍，有些段落甚至背诵了下来。书里的每句话、每个字似乎跳跃着映入他的眼帘，深深地埋在自己的心里。他暗自思忖：人一呼一吸里面的学问真是太大了！

附：《勿药元诠》

勿药元诠

【清】汪昂

人之有生，备五官百之身躯，具圣知中和之德，所系非细也。不加葆摄，姿其戕伤，使中道而夹横。负天地之赋畀，辜父母之生成，不祥熟大焉。故内经曰："圣人不治已病治未病。夫病已成而后药之，譬犹渴而穿井，斗而铸兵，不亦晚乎！"兹取养生家言，浅近易行者，聊录数则，以听信者之修持。又将饮食起居之禁忌，撮其大要，以为纵恣者之防范。使人知谨疾而却病。不犹胜于修药而求医也乎？

一、内经上古天真论

内经上古天真论曰："上古之人，法于阴阳，和于术数，食饮有节，起居有时，不妄作劳，故能形与神俱，而终尽其天年，度百岁乃去。今时之人不然也。以酒为浆，以妄为常，醉以入房，以欲竭其精，以耗损其真，不知持满，不时御神，务快于心，逆于生乐，起居无节，故半百而衰也。夫上古圣人之教下也，虚邪贼风，避之有时，恬憺虚无，真气从之，精神内守，病安从来。"

二、调息

调息一法，贯彻三教，大之可以入道，小用可以养生，故迦文垂教，以视鼻端，自数出入息，为止观初门。庄子南华经曰："至人之息以踵。"大易随卦曰："君子以向晦入宴息"。王龙溪曰："古之至人，有息无睡。故曰向每入宴息。"宴息之法，当向晦时，耳无闻，日无见，四体无动，心无思虑，如种火相，似先天元神元气，停育相抱，真意绵绵，开合自然，与虚空同体故能一虚空同寿也。世人终日营扰，精神困惫，夜间靠此一睡，始毂一日之用，一点灵光，尽为后天浊气所掩，是谓阳陷于阴也。调息之法，不抱时候，随便而坐，平直其身，纵任其体，不倚不曲，解衣缓带，务令调适，口中舌搅数遍，微微呵出浊气，，鼻中微微纳之，或三五，或一二遍，有津咽下，叩齿数通，舌抵上颚，唇齿相二者，两目垂帘，令胧胧热。渐次调息，不喘不粗，或数息出，或数息入，从一至十，微子至百，摄心在数，勿令散乱。如心息相依，杂念不生，则止勿数，任其自，坐久愈妙。若欲起身，须徐徐舒放手足，勿得遽起。能勤行之，静中光景，种种奇特，直可明心悟道，不但养身全生而已也。调息有四相：呼吸有声者风也，守风则散；虽无声而鼻中涩滞者喘也，守喘则结；不声不滞而往来有形者气也，守气则劳；不声不滞，出入绵绵，若存若亡，神气相依，是息相也。息调则心定，真气往来，自能夺天地之造化，息息归根，命之蒂也。

三、苏子瞻养生颂

苏子瞻养生颂曰："已饥方食，未饱先止，散步逍遥，务令腹空。当腹空时，即便入室，不抱昼夜，坐卧自便，惟在摄身，使如木偶。常自念言："我今此身，若少动摇，如毫发许，便堕地狱，如商君法，如孙武令，事在必行，有死无犯。"又用佛语，及老聃语，视鼻端自数出入息，绵绵若存。用之不勤，数至数百，此心寂然，此身兀然，与虚空等，不烦禁制，自然不动。数至数千，或不能数，则有一法，强名曰随，与息俱出，复与俱入，随之不已，一旦自住，不出不入，忽觉此息，从毛窍中，八万四千，云蒸雨散，无始以来，诸病自除，诸障自灭，自然明悟。譬如盲人，忽然有眼，此时何用，求人指路，是故老人，言尽于此。

四、小周天

先要止念身心澄定，面东跏坐，呼吸平和，用三昧印，按于脐下，叩齿三十六通，以集身神，赤龙搅海，内外三十六遍。双目随运，舌抵上颚，静心数息，三百六十周天毕。待神水满，漱津数遍，用四字诀，从任脉撮过谷道，到尾闾以意运送，徐徐上夹脊中关，渐渐速些。闭目上视，鼻吸莫呼，撞过玉枕将目往前一忍，直转昆仑，倒下鹊桥，分津送下重楼，入离宫，而至气海。略定一定，复用前法，连用三次，口中之津，分三次咽下，所谓天河水逆流也。静坐片时，将手左右擦丹田一百八下，连脐抱住。放手时将衣被围住脐轮，勿令风入。次将大指背擦热，拭目十四遍，去心火；擦鼻三十六，润肺；擦耳十四遍，补肾；擦面十四遍，健脾。双手掩耳鸣天鼓，徐徐将手往上，即朝天揖。如此者三，徐徐呵出浊气四五口，收清气，双手抱肩，移筋换骨，数遍。擦玉枕关二十四下，擦腰眼一百八下，擦足心各一百八下。

五、道经六字诀

道经六字诀，呵呼呬嘘吹嘻：每日自子至巳为六阳时，面东静坐，不必闭窗，亦不令风入。叩齿三十六通，舌搅口中。候水满时，漱链数遍，分三口咽咽咽下，以意送至丹田，微微撮口，念呵字，呵出心中浊气。念时不得有声，反损心气，即闭口吸清气以补心，吸时亦不得闻吸声，但呵出令短，吸入令长。如此六再念呼字六遍以治脾，再念呬字六遍以治肺，再念嘘字六遍以治肝，再念嘻字六以治三焦客热，再念吹字六以治肾，并如前法，谓之三十六小周天也。诗曰："春嘘明目木扶肝，夏至呵心火自闲，秋呬定知金润肺，冬吹益肾坎中安，三焦嘻却除烦热，四季长呼脾化餐，切忌出声闻于耳，其功尤胜保神丹。"

六、一秤金诀

一秤金诀曰："一吸便提，气气归脐。一提便咽，水火相见。"不拘行往坐卧，舌搅华池，抵上颚，候津生时，漱而咽下，咽咽有声。又曰："咽下咽咽声，百脉自调匀。"随于鼻中吸清气一口，以意目力同津送至脐下丹田，略存一存，谓之一吸。随将下部轻轻如忍便状，以意目力从尾闾提起上脊双关，透玉枕，入泥丸，谓之一呼。周而复始，久行精神强旺，百病不生。

七、金丹秘诀

金丹秘诀曰："一擦一兜，左右换手。九九之功，真阳不走。"戌亥二时，阴盛阳衰之候，一手兜外肾，一手擦脐下，左右换各八十一，半月精固，久而弥佳。

八、李东垣

李东垣曰："夜半收心静坐片时，此生发周身元气之大要也。"

九、精气神

积神生气，积气生精，此自无而之有也。炼精化气，炼气化神，炼神还虚，此自有而之无也。

十、养生要法

发宜多梳，面宜多擦，目宜常运，耳宜常弹，舌宜抵颚，齿宜数叩，净宜数咽，浊宜常呵，背宜常暖，胸宜常护，腹宜常摩，谷道宜常撮，肢节宜常摇，足心宜常擦，皮肤宜常干，沐浴大小便，宜闭口勿言。

十一、诸伤

诸伤：久视伤血，久卧伤气，久坐伤肉，象立伤骨，久行伤筋，暴喜伤阳，暴怒伤肝，穷思伤脾，极忧伤心，过悲伤肺，多恐伤肾，喜惊伤胆，多食伤胃，醉饱入房，伤精竭力，劳作伤中，春伤于风，夏为食泄；夏伤于暑，愁为痎疟；秋伤于湿，冬必欬嗽；冬伤于寒，春必病温。夜寝语言，大损元气，故圣人戒之。

十二、风寒伤

风寒伤：沐浴临风，则病脑风痛风。饮酒向风，则病酒风漏风。劳汗暑汗当风，则病中风暑风。夜露乘风，则病寒热。卧起受风，则病痹厥。衣凉冒冷，则寒外侵。饮冷食寒，则寒内伤。（人惟知有外伤寒，而不知有内伤寒。讹作阴证非也。凡冷物不宜多食，不独房劳为然也。周扬俊曰："房劳未尝不病阳证，头痛发热是也。但不可轻用凉药耳。若以曾犯房劳，使用温药，杀人多矣。"昂按，诸书从未有发明及此者，世医皆罕知之，周子此论论有功于世矣。早起露首跣足，则病身热头痛。纳凉阴室，则病身热恶寒。多食凉水瓜果，则病泄痢腹痛。夏走炎途，贪凉食冷，则病疟痢。

十三、湿伤

湿伤：坐卧湿地，则病痹厥疠风。冲风冒雨，则病身重身痛。长著汗衣。则病木发黄。勉强涉水，则病脚气孪痹。饥饿澡浴，则病骨节烦痛。汗出见湿，则病痤痱。

十四、饮食伤

饮食伤：经曰："饮食自倍，肠胃乃伤，膏粱之变，足生大疔。膏粱之疾，消瘅痿厥。饱食太甚，筋脉横解，肠澼为痔。饮食失节，损伤肠胃，始病热中，末传寒中。怒后勿食，食后勿怒，醉后勿饮冷，饱食勿便卧。饮酒过度，则脏腑受伤，肺因之而痰嗽，脾因之而倦怠，胃之因而呕吐，心因之而昏狂，肝因之而善怒，胆因之而忘惧，肾因之而烁精，膀胱因之而溺赤，二肠因之而泄泻。甚则劳嗽失消渴黄疸，痔漏瘫疽，为善无穷。

咸味能泻肾水，损真阴；辛辣大热之味，皆损元气，不可多食。

十五、色欲伤

色欲伤：男子二八而天癸至，女人二七而天癸至，交合太早，断丧天元，乃夭之由。男子八八而天癸绝，女人七七而天癸绝，精血不生，入房不禁，是自促其寿算。人身之血，百骸贯通，及欲事作，撮一身之血，至于命门，化精以泄。夫精者，神倚之如鱼得水，气依之如雾覆渊。不知节啬，则百脉枯槁，交接无度，必损肾元。外虽不泄，精已离宫，定有真精数点，随阳之痿而溢出。如火之有烟焰，岂能复返于薪哉？

第三章 勿药而愈

吐纳导引，培养自身本元，自我调整、修复、治疗、重建，最后勿药而愈。这在常人看来，简直如同天方夜谭，但20世纪30年代发生在河北省安平县信口村的事情却是真实的，而这件事的主人公就是李少波。

五、步入社会

连年的社会动荡，洪水肆虐，使李家的家境逐渐衰落，土地越来越少，后来只剩30亩了。对此，他早已有自己的想法：30亩地现在看还能勉强维持生计，以后家口越来越大，仅靠这些地日子怎么过？与其坐吃山空，还不如离家自己另谋生路，不是更好一些吗？

当然，这仅仅是表面的理由，实际上他的想法何止这么肤浅，藏在心底的还有更大的计划和志向。其实，和他朝夕相处的家人，对他心里的"小九九"是早有察觉的，只是不愿说出来，也希望它不会成为事实。

自从李少波跟祖父练功修道后，"走出去"的想法便越来越强烈。

"天下之大，无奇不有，到外面去找高人指点，对自己的悟道会有很大帮助。"他无时无刻地这样想。

终于有一天，他向三叔悄悄地说出了自己的这些想法和计划，想听听三叔有什么见教。听了侄子的话，三叔一点都没有感到奇怪。三叔也是修炼之人，平日里看到老父亲对孙子的栽培，心里早就明白是怎么回事，他倒是担心侄子留恋家庭，吃不了苦，便叮嘱说："出去闯一闯，对年轻人是有好处的。自古以来，成就一番事业的人，哪个不是舍家弃业在社会上硬拼的。有志者事竟成，相信你会有出息的。"一番教诲既使他感激不尽，又如快马加了一鞭，出走的信念愈加坚定。

说来也巧，就在他读完高小的第二年，1930年，天津塘沽永利制碱厂在社会上招工。他觉得这是一个走出家门的机会，便向家人提出了去应考的想法。父亲看儿子已经20岁了，便同意他去报考。

工厂对报考者的文化程度要求是初中毕业，一经录用，就是助手待遇。因他是小学文化程度，报考前对考试心中无数，抱着一种试试看的心理前去应考。打开试卷一看，所出之题自己以前都学过，并不难做，紧张之情立刻释然。作文是他的长项，写起来得心应手；数学主要是繁分数化简，稍加思考，很快就做完了；外语是简单会话，也顺利过关。经阅卷，他的成绩较好，加之气质儒雅，一表人才，招工的人很是喜欢，接收他去工厂工作。

当工人并不是他的初衷，但总归是圆了离家梦，自己多年的心愿实现了，多少也有一些快慰。

可是，对于拉扯他长大的母亲来说，孩子出远门，实在是于心不忍。"儿行千里母担忧，世事茫茫不胜愁"，在母亲眼里，孩子还小，一个人出门是怎么也放心不下的，更何况她早知儿子的心思，这一走便不知什么时候回来了。想着想着，一个人便暗自流泪。母亲是最体贴儿子的，伤心归伤心，当他知道孩子很快就要离家，便抓紧时间，准备行李，缝制衣裳，正所谓：慈母手中线，游子身上衣。临行密密缝，意恐迟迟归。说什么也不能让孩子冻着饿着。

天津是华北的一个旧工业城市和商业港口。20世纪30年代，这里到处是不受中国司法管辖的外国人的租界地，满目疮痍，经济萧条。

永利制碱厂建在渤海之滨的郊区塘沽。工厂的设备都是从外国进口，产品大都销往国外，当时号称"东亚第一厂"。厂长兼总工程师是著名的化工专家侯德榜，他是留学美国的博士，权威的制碱专家，名气很大，就连美国的制碱企业都请他当技术顾问。每年一半时间在美国，一半时间在国内。这个厂子生产的纯碱主要出口到日本。

据说和侯德榜同期留学美国的日本学生，学成后回国也办起了制碱厂，不知怎么回事，就是生产不出碱来，急得直跺脚。知道中国人办的工厂生产情况不错，便想派人来参观学习。一到塘沽，"谢绝参观"的大牌子把他们挡了回去。日本人既羡慕又嫉妒，于是在他们的租界地院里架起了小钢炮，炮口直对永利制碱厂的生产大楼，伺机报复。

初次走出家门的李少波，看到了外面的世界，使他大开了眼界，特别是工厂的一切更是新鲜极了。这里的作息时间很规律，工作 8 小时，休息 8 小时，睡眠 8 小时的"三八制"，对乡下来的孩子可是闻所未闻。车间里的机器设备也从未见过，偌大的铁疙瘩，一按电钮便轰隆隆地转动了起来，实在是太有意思了。福利区有理发室、洗澡堂、缝衣房，还有医院、学校、活动室等，不一而足。娱乐活动也很多，诸如打秋千、玩浪木、学唱戏、练武术，真是五花八门，使他目不暇接。

六、做工染疾

刚到工厂时，他被分配在包装车间。这个车间是整个作业线上的最后一道工序，岗位很重要。车间里扬起的细尘到处乱飞，空气干涩，呛人的气体直往嗓子里钻，眼睛也被刺得又酸又疼，睁都睁不开。平时呼吸乡间田野新鲜空气的人，哪能受得了这个。但与包装第一线的工人比，他的工作条件还是比较好的。包装工人的工作非常紧张，来回都是小跑，浑身上下全是碱面，连衣服颜色都看不清。嘴上包着一块纱布当口罩，脸上只见两只眼睛在动，其余部位全是碱面，张口说话很是困难，连报数字都得用手势替代。

就在这种工作环境中，凭着他的毅力，渐渐地适应了新的工作。由于他工作认真，很快便被调往化验室，正式做成品化验工作。主要任务是协助职员做分析、写报告、指导工人干活等一切助手应做的工作。工作岗位变了，但环境是无法改变的，他仍要饱受污染之苦。

一年以后，他被调整到原料车间，负责白灰窑的巡视和统计工作。

原料车间的白灰窑在制碱厂是最艰苦的去处，工作最苦最累，对身体的危害也最大。白灰窑大约有十几丈高，烧白灰起火前，要先铺上木柴燃料，然后用吊车从窑上面往下倒一层焦炭，再倒一层石灰石，从下面点火，用鼓风机促其燃烧。从点火开始，没有特殊情况是不允许停火的。砸石块下石灰都是人工作业，劳动强度很大，节奏也特别快。最为难受的是下灰作业，一个窑有 8 个门，每隔两小时下一次灰。下灰时，先把窑门盖子打开，拿根铁条使劲往下捅，不捅灰就下不来，供不上需求。刚流下来的石灰石还都冒着火，火点子到处飞溅，烤得人脸上生疼，不敢近前。这个活既苦又费力，一般人是干不了的。厂里特意从山东省东昌府招了几个彪形大汉，专门干这活。下灰时先准备一个大铁板，出炉时铁板往上面一放，人跑上去赶紧用铁条捅，捅出一点流下来，再换一个人上去。如此反复轮流操作，实在是太苦了！

李少波虽然不在第一线干活，但下灰时必须要到每个窑门去巡视，如果灰下不够，上司便会追责。下灰时，火焰加气浪，烤得人浑身直冒汗。刚出窑的白灰又四处弥漫，扑面而来，躲都躲不及。那时没有劳保措施，连个口罩都没有。有时拿块纱布把口鼻包起来，但火烤加上憋气使人更加难受，还不如不用。这样直接面对白灰呼吸，时间一长身体哪能受得了。工地上工人们砸石块，石块的大小也要去检查。石头沫子乱飞，不知不觉就吸进了肺里。在这里干活的人，大都逃不了职业病的厄运，很多人肺部都出了毛病。

在白灰窑上班仅半年时间，李少波就得了矽肺病。由于没有及时防治，很快肺结核也随之袭来，胸闷气短，呼吸困难，咳嗽不止，有时甚至吐血。尽管病情如此严重，他仍然强忍着上班。没过多久，病情越来越严重，肺好像被东西糊住了一样，吸气只能到喉咙，只有把双手高高举起时，才能隐隐感到有空气下到肺部。由于吃不下东西，人一天天消瘦了，一个星期也不大便一次。偶有便意，也得用做化验的玻璃棒往外掏，掏出来的粪便像羊粪蛋子一样硬。肠胃功能衰弱，造成了严重痔漏，神经衰弱、失眠等一系列症状也接踵而至。就连头发也出现了问题，被碱腐蚀得又干又脆，一碰就断。还得了鹤膝风，膝盖肿痛，迈不开步，走不成路。站也不成，坐也不成，睡下起不来，起来后入睡困难。浑身上下疼如刀割，眼看着人一天天不行了。找中医去治，中医没办法，找西医治疗，西医只摇头。病实在是太多了，究竟治什么好！

七、练功自救

身染多种疾病的李少波，凭着自己顽强的意志力，没有倒下去，硬是咬着牙坚持做力所能及的工作。

工厂为了提高工人的文化水平，开办了工读班，每天晚上上课，要求工人听课学习。

一天晚上上课时，老师一进教室，表情特别严肃，和平时大不一样。大家心里忐忑不安，不知发生了什么事情。等大家坐好后，老师环顾一周，然后很凄凉地说："今天，我告诉你们一个不幸的消息，日军侵占了沈阳，见人就杀，见房子就烧，国难当头啊！"说着眼泪就流了下来，大家一听全都愣了。

东北全境很快被日本人侵占了，逼迫东北同胞离开家园纷纷涌向关内。工厂宿舍前面的马路上，卡车一辆接一辆地往过开，拉的全是逃难的人。逃难人群中也有步行的，一个个蓬头垢面，表情木然。日本人对永利制碱厂觊觎已久，小钢炮早就对准了工厂，不知哪一天就会打进来，工人们惶惶不可终日。

国难加病体，真是祸不单行。怎么办？他想了又想，终于下了决心，病死也罢，炸死也罢，反正不能死在外边，还是请病假回家吧。厂里早已知道他的病情，上司很痛快地允准他回家治病。

不到两年时间，一个身体壮实血气方刚的小伙子，变成了面黄肌瘦弱不禁风的痨病患者，真是惨不忍睹！

当他迈着艰难的步履跨进家门时，一家人被他的模样惊呆了。祖母和母亲颤抖着双手，把他拉在怀里时便泣不成声了。祖父看见自己心爱的孙子变成这个样子，心里不禁"咯噔"一下。凭着多年行医的经验，他断定孙子得的是肺痨。

痨病，现代医学谓之肺结核。在旧中国的农村，人一旦得上痨病，简直就等于宣判了死刑。当家里人知道他的病症时，一个个毛骨悚然，不知所措。这个打击真是太突然了！

祖父毕竟是修道有成的智者，明白人体生命的奥秘。曾在大小周天畅通无阻时，观见过生命深处的面目。面对家人，他轻松地说："你们都不要大惊小怪，该干什么去干什么。孩子有病，我来想办法治，没有什么大不了的。"一席话使大家如释重负，又回到了现实之中。

祖父把孙子叫到自己的房里，抚摸着他的头，亲切地说："不要听别人瞎嚷嚷，他们不了解情况。你知道不知道，我们家有一件别人没有的宝贝，这个宝贝就是我以前教你的方法。它可比什么医生都高明，比什么灵丹妙药都管用。"李少波以前练过"吐纳"，略知其中的奥妙。没等祖父说完，连忙虔诚地点头称是。

祖父接着说：《勿药元诠》你已经看了，里面的意思大概也懂。治病最好的药就在自己身上，关键是要有恒心和有毅力，做到书上说的'恬憺虚无''精神内守'，用它把自己的生命夺回来！"

看着孙子消瘦的面容，祖父若有所思："害病固然不好，自己受罪，大家操心，但坏事或许也是好事。你练功治好病，说不定由此而成一名医生，今后还能给别人治病呢。"

恐怕孙子不理解，祖父停顿了一下，接着又解释道："你现在的病，别人看来很可怕，你更有亲身体验，病的原因、症状、感觉都清楚。假如你用调息的方法把它治愈，那你可不就成医生了？"

祖父的一番话，慈航指迷，像黑夜里的北斗，使李少波看到了再生的曙光，精神为之一振。他望着祖父慈祥的面孔，情不自禁地笑出了声音，祖父也会心地笑了。多少天来他还没有这么开心过。

祖父接着问道："《孟子》你不是会背吗？《告子章句》下篇有一段话是什么？"

祖孙俩几乎同时开口："天将降大任于斯人也，必先苦其心志，劳其筋骨，饿其体肤，空乏其身，行拂乱其所为，所以动心忍性，曾益其所不能……"

祖父的教诲和激励，使李少波看到了希望，充满了信心。肺痨在一般人看来是个沉重的包袱，是几乎要把人压垮的不治之症，但对于一个医道世家，有着坚定信念的人，反而成了一种动力。

祖父把练功的时间安排得十分讲究，子午卯酉四正时是主要时间，完全符合丹经的要求。李少波本来就喜欢静坐不喜喧闹，有修道的"慧根"，兼有童年时打坐的基础，因此，一坐下来就什么也不管了，和任何人也不多说一句话。吃饭时端起饭碗，不看是什么饭，也不管咸淡，赶紧吃完就走。

他完全沉浸在练功之中。

他已经进入了恬憺虚无的状态。

按中医学的观点，恬憺虚无是最佳的生命存在状态。我们的祖先对此身体力行，有关这方面的著作比比皆是。道释儒各家都有不同的表述，但归根结底都是相同的结果，目的都是"得道"。他此时的实践与其说是练功治病，还不如说向"道"、向真理迈进更为贴切。

恬憺虚无，精神内守，使人达到了无物无我的境界，当然连自己的疾病也就忘了。这个"忘"实质上就是自身阴阳和合，五行顺理，生机盎然，疾病向愈的转化状态。

持续练功一个多月后，他竟然觉得各种症状已明显减轻。呼吸已经顺畅，咳嗽少了，面色红润了，人也感到有力气。全家人看到他的变化，别提多高兴了。

翌年麦收时节，有一天全家人一大早都割麦去了，家里只有他一个人在练功，坐下不久很快就入静了。时间过得真快，一会儿便到了中午时分。就在他鼻息微微、绵绵若存、似睡非睡的时候，丹田里忽然出现了一个又白又亮的圆坨坨，柔和的亮光照得他通体透明，五脏六腑依稀可见。平时身体某些部位的不舒服，瞬间完全消失了，飘飘欲仙，妙不可言。他坐在那里一点儿也不想动弹，任凭那光芒四射的东西上下游动。

后来，他才知道那个圆东西是古代医书里所讲的"金丹"，是入静层次高深的重要成果，难得窥见。

就在他陶醉于美妙境界如醉如痴之时，很不巧，一个亲戚提着一大包礼品来了探望他。家里来了客人，主人不理睬，是极不礼貌的，但如要招呼一下，岂不是破坏了美妙的功境。殊不知，练功一旦进入如此定境，是不可能马上出来的。客人问候了几句，见他不说话，便放下东西要走。他想站起来留住客人，谁知就这么一动，那个圆坨坨不见了。

功夫不负有心人，半年多时间的炼养，使他又恢复了生机，身体逐渐强壮。没有吃药，以自身的正气驱走了病魔。他用自己的实际行动，诠释了《勿药元诠》，证实了《内经》"恬憺虚无，真气从之，精神内守，病安从来"的明训。

身体逐渐好起来后，他在静坐之余，还不断温习家人教他的武术套路，乐此不疲。白天带着自己喜爱的龙泉剑、二胡和箫，隐身于村庄外的密林之中。时而习练"吐纳"导引，时而琴箫娱情，时而舞剑习武，时而吟诵《道德经》。偶而有人路过，也只见地上的物件，不见人的踪影，这时他正在枝叶茂密处隐身入静呢。他整天几乎不说一句话，实际上是"行立坐卧"都在练"吐纳"之术。

李少波经历的这次生死考验，印证了道家的一句名言，也是他日后常挂在嘴边的话："若要人不死，先要死个人！"修道就是在生死之间转换着角色，在"有无"之中升华着生命，古今中外，成大事业者，大都经历特殊地磨难和历练，要经受常人无法想象的坎坷与波折。

除了练功便是看书，家里的藏书都是医书和丹书。他已经深深地喜爱上这些在别人眼中是枯燥无味的书了。当他准备重新回到

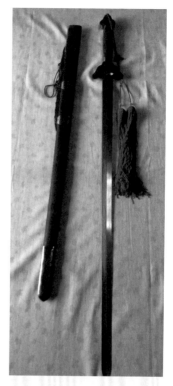

李少波的龙泉剑

工厂上班时，便跟祖父说想带些书到塘沽看。老人非常高兴，让他随意挑选。他从书橱里拿了一大摞，有《内经》《道德经》《心经》《黄庭经》《慧命经》《性命圭旨》《周易》，还有那本祖父早就送给他的手抄版《勿药元诠》。

八、钻研医经

1932 年下半年，身体康复的李少波又一次离开家乡，回到了塘沽。

一年多过去了，永利制碱厂仍然是老样子，原来的污染丝毫没有改善。由于他前一阵时间都在新鲜的空气中生活，一进厂门就被各种化学气味刺激得头昏脑胀，好像又要生病了似的，情绪顿时低落下来。

厂里的领导知道李少波大病初愈，动了恻隐之心，分派他到经管部工作。虽然脱离了生产第一线的严重污染，但毕竟还是在那种环境里生活。没过多久，神经衰弱的毛病又犯了，晚上睡不着，白天打瞌睡，懵懵懂懂，精力不能集中，抄抄写写老是出错。

社会混乱，时局动荡。入侵中国的日本人肆无忌惮地欺负中国人民。在他们的操纵之下，街面上到处是彩票，连唱戏也开彩票。货币贬值，通货膨胀，社会经济每况愈下。一些别有用心的人专门深入到民宅传赌，引诱不明真相的老百姓参加赌博，他们暗做手脚，输钱的总是老百姓。搜刮民脂民膏的手段之多，已到了无以复加的地步！

社会黑暗，世态炎凉。他看到这种情景，心里堵得难受。暗问自己：难道在这里干一辈子吗？

此地不可久留。三十六计，走为上计！

走出去干什么呢？对政治不感兴趣，社会上的事情一窍不通，求助于人，仰人鼻息的事更是不爱干。

讷言少语，深沉内向的性格，只有做自由职业者最为合适。考虑到自己的家庭背景和爱好，当然做医生是最佳选择。他想：当了医生，济世活人是在做善事，也没有什么政治色彩。更重要的是，他患病而自救的过程中，多多少少已明白人体生命之秘，又有祖父的熏陶，有意无意间也往医生的方向发展了。来塘沽时，他从家里带来了不少医书和道书，似乎早已做好钻研医道，行医治病的准备。

"对，就做一名医生，像祖父和三叔那样，亦道亦医"。经过深思熟虑，他决定了今后的人生道路。

这是一个明智的决定！

在20世纪的中国，因为有他的这个决定，而使《内经》遗失的重要内容得以重见天日，也由于此，使王冰的预言得以实现！

于是，他一边上班，一边做走出去的准备。

工欲善其事，必先利其器，行医先得学医。他利用业余时间，废寝忘食，研读从家里带来的书籍。抽空上街便去书店，见到有关医学、针灸、推拿方面的书全都买下来。工厂每月所发的薪水，除吃饭外，其余的几乎全买书了。

半年多时间，他把手头所有的书都通读了一遍，重点部分还反复阅读，谙熟于心。

对《内经》，他更是当作重中之重，认真学习研究。

作为经典著作，《内经》可谓中医的"圣经"，其内容博大精深，知行统一。成书于春秋战国时期，之后陆续有所增补。全书包括《素问》和《灵枢》两部分，各9卷，共18卷162篇。文体是以轩辕黄帝与诸大臣对话的形式，论对涉及岐伯、鬼臾区、雷公、少俞、少师等古代著名医家。文字考究，说理清楚透彻，至今仍被视为中医的理论基石和圭臬。

上古时期没有现代的检测手段，但该书不但清晰地描述了人体的解剖结构，而且对人体生理学、人体病理学、医学地理学、医学物候学等一系列西方在近代抑或在当代才兴起的学科，论述更加精辟。书中的许多发现，甚至现代科学仍然不能做出解释。比如人体的经络、穴位和气机活动，虽然有人用科学的方法证明了人体经络、穴位和气机活动的存在，但对于经络的运行及作用，"科学"的方法仍不能做出根本上的解释。

《内经》对中国医学乃至整个民族文化最大的贡献，要数阴阳五行学说。它不仅影响了整个中国文化，而且对世界现代科学观念也产生了巨大的影响。从全书内容看，"上穷天纪，下极地理，远取诸物，近取诸身，更相问难"，天地间的事几乎无所不包。它涉及哲学、天文、地

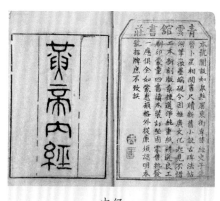

内经

理、气象、兵法、社会、历法、阴阳等各个门类。其中的许多医学理论，迄今才被现代西方医学所论及，如医学物候学、医学地理学等。

《内经》贯彻始终的生命观念，迄今在很多方面仍比现代西方医学高明。比如在对待疾病的态度上，讲究"养、调、治"。就是说人应顺应自然，以达到阴平阳秘、百病不生的状态。偶染微恙或身体失衡，包括自身内部失衡，自身与自然失衡，就要调整，使各个系统保持平衡。这种未病先治、预防为主的辩证法观念，比西方的先病后治思想更加科学，是医学科学的尖端。

他在研读《内经》时，不是简单地学医学知识，更重要的是学书中的思想方法，领会其精神实质。对未病先治的观点，常常赞叹不已。联想到祖父、父亲、三叔的由道而医，再联系自己练功自救的情景，无不为书中的论述拍案叫绝。由此也深深懂得了医源于道，医和道的统一，懂得了其中所蕴含的深刻玄奥的哲学道理。

《内经》还向人们提供了一套完整的养生方法，告诉人们怎样才能通天气、地气，然后使周身充满浩然之气，立于天地之间，以求长生。人不但要吸收天地之气，以和自然，还要男女相合，达到阴阳平衡的目的。但很多人在男女交合上"醉以入房，以欲竭其精，以耗散其真"，纵欲而不养生，其结果便是短寿，不能尽其天年。对这方面的论述，他更是心领神会。医道世家奉行的就是养生，他本人也是养生的实践者和受益者，怎么能不奉若神明呢？

书中的道理是深奥的，光靠读、想、问，难以理解其精髓，重要的是自身实践。他曾经听祖父讲，孔夫子的"学而时习之，不亦说乎"含义非常奥妙，明为传书，暗中却在传道。念完"学而时习之"的"而"字后，舌头的位置不变，轻合双唇，正好是练功中"舌抵上腭"的部位。之后默默静坐，调息凝神，便是"时习之"，即修道实践的内容了。祖父教他的方法就是这样练的。

从他打算离开工厂，欲自由行医向道直至学有所成，前后约有三年时间。一千多个日日夜夜，他把所有的时间都用在了学习钻研医学道学之上。中医的四诊八纲，把脉开方，已基本掌握，针灸按摩，推拿点穴，也难不住他了。

九、武功精进

在塘沽，他除了钻研医道外，还时常温习祖辈教他的拳术。"拳为入道之阶"，静极生动，修道的功夫包含其中。

中国众多的武林门派中，有两支宗教武术最为著名，即武当与少林。一南一北，一道一僧，一内一外，交相辉映，显赫武坛。提起少林外家拳，离不开达摩祖师；而提起武当内家拳，则少不了神秘莫测的张三丰。

武当内家拳为元末明初道教大学问家、大武术家和大养生修炼家张三丰所创。他继承了先哲们探讨天地起源时提出的万物一体，世界万物皆由阴、阳二气和合而成的观点，认为千变万化皆以乾坤为祖。他在一首修炼诗中写道："修真大道乾坤祖，采取阴阳造化功。"在《太极拳论》中，他将内家拳与阴阳、八卦、五行等哲理结合起来，并进而与人体内的肝、心、脾、肺、肾结合起来，确有独到之处。

内家拳的习练，以养心定性、聚气敛神为主，要修身养性，抛弃功名杂念。其法以御敌为主，非困不发，以静制动，纯用内功。

李少波小时候在家乡读书时就学过形意拳，有较扎实的基本功。塘沽的几年，因官方对静坐练功视为迷信，坚决制止，而对练拳是允许的。他不能静坐，恐怕招来非议，就以练拳为形式，实际上也是在练功。

形意拳属于内家拳范畴，动作古朴简易。套路有五行拳、十二形、连环拳等。拳式模仿龙、虎、猴、马、龟、鸡、鹞、燕、蛇、鹤、鹰、熊十二种飞禽走兽的姿势动作。拳法上则归纳为劈、钻、崩、炮、横五种，以应五行生克制化之意。

与河北省一样，天津也是藏龙卧虎之地，武林高手比比皆是，民间练武的风气很浓。

永利制碱厂的厂长侯德榜，就对武术运动十分喜爱，大力提倡工友们在工余时间习练。他特地从山东东阿县聘请了一位沙姓回族武术家，在厂里办"国术馆"，让其给年轻的工友们传授武术技艺。

这位沙姓武术家曾在山东韩复榘部队任武术教官，会的东西很多，特别是他的少林功夫引人入胜，刀枪剑戟一应俱全，应用自如，套路清晰。他还擅长十路查拳，一手达摩剑练得身剑合一，推拿、接骨的技艺也十分精妙。

李少波对医道和武术早已深深痴迷，遇到这样一位高人，哪能错过机会，便诚恳地磕头拜师，做了他的少林拳弟子，跟他学习拳法、接骨术和推拿。李少波继承家学，已有一定的中医基础和武术功底，加上高人传授，可谓如鱼得水，游刃有余。他品性谦虚好学也深得老师喜爱，便将推拿、点穴技艺尽数传授。在老师的指导下，李少波的功夫更加纯熟。

李少波还慕名找到当年与霍元甲同乡且齐名的形意八卦大师张占魁的武馆，拜师并潜心请教，系统地学习河北派形意拳。

张占魁看李少波虽然年轻，但武术功底厚实，根基不浅，是个好苗子，便让李少波去拜访他的得意弟子韩慕侠大师。韩慕侠当时在武术界的名气很大，形意拳、八卦掌练得出神入化，炉火纯青，武术造诣如日中天。李少波拜望他的时候，恰逢韩慕侠刚刚打擂获胜，心情很好。听说是自己的恩师推荐来的人，想必基础肯定不一般，对李少波厚爱有加，便悉心传授自己的拿手绝招，使李少波受益匪浅，形意拳法得到了极大地提升。

说起这个韩慕侠可真不简单，他是天津津南区大韩庄人，曾先后跟随张占魁、应文天等九位师父习武，博采百家而独具一帜。他还是黄埔军校首席国术教官，击败过无数外籍高手，打败了在北平摆擂台的俄国大力士康泰尔，曾轰动平津两地。

在和武林大家学习的过程中，李少波经各位大师的点拨，确实悟出了不少道理。认为练拳要配合呼吸，因全身的生理活动都受到呼吸的支配，只有配合呼吸，才能说是练"道"。练得拳法动作简单，如此才能和呼吸运动结合得好。呼吸虽然是机械式的，但只要用拳来带动，呼吸就会更自然，效果就会更好。呼吸得当，阴阳协调，五行就会顺理，这就合乎"道"了。练着练着静了下来，不愿意动了，达到动极复静，才算到了高级境界。

同时，他在练拳的过程中，也体悟到养神养气的重要性。修功者须淡泊名利，随遇而安，才会心平气和，神气冲淡。要容人之所不能容，忍人之所不能忍，则心修愈静，天性愈纯。涵养中有大学问，和平处有真性情。

他学医、练拳的目的只有一个，就是做好一切准备，俟机离开这里去寻道行医。他时刻都在想：自己前几年就想离家访道，结果阴差阳错，出来做了工人。现在时机已经成熟，谁也别想阻挡我走。车到山前必有路，没有路上山待着总可以吧！

为了应对出去后没饭吃的困境，他有意识地练习吃松子、柏子。松子、柏子发涩，有的还发苦，很是难吃，他还是坚持天天吃，强行下咽。有一种叫"黄精"的东西，吃进去总觉得肚子鼓鼓的，特别能抗饿，于是他又练习吃"黄精"。还有一种由核桃、毛栗子、柿饼、大枣、黑芝麻等干果合成的"五晶糕"，据说是汉代张良在紫柏山"辟谷"时所吃的食物，营养价值较高，听说后，他也千方百计地找来吃。

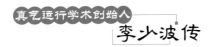

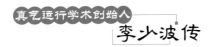

第四章　西去寻道

屈指一算，他在永利制碱厂已经工作生活了 6 年。期间，他目睹了社会的黑暗和当局的腐败，看到了日本侵略者的骄横淫威，承受着丧权辱国的悲哀和酸楚。同时，还饱受了疾病的折磨。对于一个刚步入社会的年轻人来说，其中的滋味是可想而知的。当然，他也有宝贵的收获，那就是自己由病而医，由医悟道，积累了一定的养生经验，初步掌握了医道的基本知识，武术技艺也有了很大提高，由此更加坚定了他学医向道的信念。

十、不辞而别

九·一八事变后，日本人在中国长驱直入。丧权辱国，奇耻大辱！耳闻目睹，对李少波的刺激很大。一个受传统民族文化熏陶的热血男儿，哪能接受这个现实。他想：国将不国，厂将不厂，此时不走，更待何时？

怎么离开呢？写申请交给厂方，假如不同意，不就更麻烦了吗？即便厂方同意了，消息一经传开，定会成为一个大新闻，多少人会来打听虚实，刨根问底。成为新闻人物，让人们评头论足，这是他最不愿意的。

想来想去，他决定干脆谁都不说，悄悄离去！

就在他打算离厂的当晚，躺在床上想出去后的事情时，突然有一个人在脑海中闪现。李少波心想："啊！差点忘了，走的事情应该给他说一声。"

他暗自责备自己考虑不周。

他想起的这个人是山东莒县来永利制碱厂工作的王竹修。此人忠厚老实，侠肝义胆，爱打抱不平。由于他们平时都喜欢练习武术，接触较多。互相交流切磋，彼此很是了解。自古山东多好汉，河北多义士。可能应了此话，他俩很是投缘，又师从同一老师学武，是师兄弟，李少波年长为师兄。

在王竹修的眼里，师兄知识渊博，说话文绉绉的，满肚子全是学问。平时练两手也有板有眼，真是文武全才，很了不起。师兄平时的所做所思，对别人来说是秘密，但他却是一清二楚。他觉得和师兄在一起，有说不完的话，充实又自在，什么也难不住，什么也不怕。

在李少波看来，患难见真情。他有病的时候，这位师弟又是取药，又是端饭，跑前跑后，关心备至。练武术时，又虚心好学，是难得的好伴侣。离厂出走的想法，对别人保密，对师弟说什么也不能不讲。

第二天一大早，他便跟王竹修说："竹修，眼下时局动乱，在厂里待下去没什么意思。我想了很久，准备离开这里，到外面寻访高人，修道习武。今天就和你告别。"

王竹修先是愣了一下，随即脱口而出："师兄，你的想法太好了！你走我也走，你走到哪里，我跟到哪里。"王竹修认定，师兄是个有学问的人，大凡他做的决定，绝对错不了。随后又轻松地说："工作丢了就丢了，和你在一起我心甘情愿。"

就这样，他俩决定一块儿走出去。

1936年5月末的一天，李少波和王竹修神不知鬼不觉地离开塘沽，从天津北上直接去了北平。

在塘沽时，他俩就听说有两个得道高人，都号称王半仙。一个在北平，叫王宪斋，修炼层次很高；一个在四川，叫王元会，练自然拳，名气非常大。他们一到北平，就到处打听王宪斋的下落。不知走了多少路，问了多

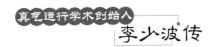

少人，都得不到王宪斋的任何消息。无奈之下，只好在北平买了一些武术器械，决定先去陕西，在秦岭一带寻访高人，然后再去四川拜会另一位王半仙。

十一、西行路遇

他俩在北平待了大约20多天，没有找到王宪斋，只得坐火车到石家庄。当时正值盛夏时节，天气炎热，酷暑难当，他们便在石家庄暂住了下来。

在这里，他们拜望了当地的几个武术名家，与同行们进行交流。随后的日子里，他俩在几家武馆表演形意拳及少林功夫。所到之处，无不为他们的精彩表演所折服。

离开石家庄后，李少波便与王竹修一同回到安平家乡。

离家4年了，全家人见到他们回来，喜出望外，嘘寒问暖。当知道两个年轻人考虑到当前形势，决定西去川陕寻访高人以求精进的打算时，心里虽然不是很愿意，但见他们去意坚定，也不好强行挽留。只是千叮咛万嘱咐，出门在外，一定要多加小心，照顾好自己。

两个多月后，天气渐渐凉了。他们辞别家人，一同踏上了西去寻道的漫漫长路。

从石家庄坐火车，跨过黄河，经过郑州、洛阳，到西安下了车。这天是1936年9月30日，正好是农历八月十五中秋节。

西安是我国的七大古都之一，历史上先后有10多个王朝在此建都，是个热闹去处。为躲喧嚣，他们选择了比较僻静的关中旅社住了下来。即便这样，那些随身携带的武术器械，还是不好藏匿的。西安的武术爱好者们一看便知他们是干什么的，便凑上来套近乎，想看看他们的本事究竟如何。

西安人热情憨直，他俩知道这些人并没有什么恶意。当时他俩年轻气盛，说练就练。一路少林器械的演练，使围观者眼花缭乱、目瞪口呆，赢得一片喝彩。有来有往，他俩也请西安的同道演练一番。有道是"拳不往东打，棋不往西下"，西安人练的当地拳，看起来比较松垮，但初次交往，也不好说什么，还是很客气地拍手称好。

从此，他们在这里结交了很多同道朋友。

有一次，他们在西安大雁塔附近和一些拳友练拳，不料被一位过路的军官发现。这位军官观察良久，在一干人中看到李少波气度不凡，拳也打得很好，顿发惺惺相惜之感，便主动上前和他攀谈，甚是亲切。在交谈中得知，这位军官是东北军张学良部队的一名武术教官，虽生得五短身材，其貌不扬，但武功极高，本领了得，人送绰号"矮半截"。在以后的几次接触中，他俩很是投缘，遂结拜为师兄弟，一有空就切磋武功，相互换艺，其乐融融。李少波将形意拳传授给对方，"矮半截"则把秘修功法"避水剑"传于李少波。"避水剑"实际也是少林功夫之一，经过几十年的演练，李少波巧妙地将其演化为今天大家所熟知的真气运行动功鹤飞唳天，又名肠胃功，将其创造性地运用到养生健身之中。

他们在西安的名声已经传出去了，住处经常有武术爱好者前来攀谈求教。

有一天，一位名叫马锡铭的回族老者前来拜访。这位老者是个武术老师，门下有不少弟子。找到他俩住处后，很客气地说："听说二位都是武林高手，在下非常钦佩。我今天在寒舍聊备薄饭，请二位赏光。如不嫌弃，可以搬到舍下去住，以便细细请教。家在城外，比这里安静。"

出门在外，遇如此好客之人，也是缘分。他俩欣然同意，便随老者一同前往。此后，他们互相交流，一同习练武术，成了好朋友。

有一天下午，他俩进城办事。办完事正准备要出城，忽然街上警车鸣叫，随即各要道路口站了不少全副武装的军人，宣布全城戒严。城出不去了，他们只好到原来住过的关中旅社暂避。在旅社里待了两天，只听大街上喧嚣不止，天空中飞机也转来转去，引擎的轰鸣声搅得人不能安宁，周围被一片恐怖的氛围所笼罩。

马锡铭见他们两天未回，不知道出了什么事，简直要急疯了。当他们赶回住处后才知道，这两天有人在临潼抓蒋介石。震惊中外的"西安事变"被他俩遇上了。

在如此复杂的局势下，两个外乡人必然会引起人们的注意。有一天，一位西北军的军官找到了他们。一阵询问后，知道都是同行，很是亲热。原来此人是杨虎城将军麾下的国术教官，他见两个小伙子眉清目秀，儒雅中透着刚毅，很是喜欢。就动员他们到队伍里去，当一名武术教官。教官如此盛情，若一口拒绝，是不近情理的。李少波想了想说："你的好意我们心领了，但我俩确有要紧事情，到四川去办。来西安只是路过，实在不敢遵命。"于是就这样婉言谢绝了。

以后的日子里，还有不少人动员他们。有让从政的，也有让从军的，还有让参加帮派的，五花八门，形形色色，但李少波的初衷是不能改变的。不忘初心，方得始终！在他们两个眼中，任何名利的诱惑都是求师访道的障碍。

"看来西安是不能再住下去了，我们还是继续西行吧！"李少波和王竹修商量。

"听马锡铭老人讲，甘肃天水有一个人棍练得很好，我们先去天水会会此人如何？"王竹修随即说出了自己的想法。

"好！那我们就先到天水，然后再去秦岭。"李少波这样回答。

1937年初春，他俩辞别马锡铭老人，踏上了西去天水的路。

他们经陕西咸阳、兴平、武功、扶风、歧山、凤翔、千阳、陇县，一路风尘仆仆，进入了陕甘交界。

在甘肃平凉地界，有人见他俩身带刀枪剑戟，知道是武林中人，便试探着问："二位是不是要去张家川？"

他俩莫名其妙，不知去张家川干什么？

"想你们也不敢去，那里的人可凶了，你们根本不是对手。"那人又说。

经询问才知道，原来张家川在当时也有不少练武的人。但有些人品行不端，行为不轨，像恶霸一样。只要有过路的人，他们都要欺负，没有几个不吃亏的。

本来，他俩准备抄近路径直去天水，也许是年轻气盛，听到这个消息后，王竹修爱打抱不平的脾气便上来了："光天化日，胆大妄为，武林中竟然有这等败类！师兄，我们何不前去会一会。"

李少波本不想为这些事耽误行程，但看到师弟态度坚决，便应允前往。为免别生枝节，一再叮咛："到时候只是点到为止，千万不可复生事端。"

他俩打听清地方，疾步如飞，恨不得一步就跨到张家川。

太阳快落山时，他们赶到了张家川县城。辗转找到了武馆，碰巧武馆没人，便就地摆开了场子，打算活动活动筋骨，先练练拳再说。刚拉开架势，不料斜刺里闯来了一个满脸白胡子的老头，面部毫无表情，手里提着一条棍子，冲进来满场乱抢。

李少波见状，便走上去谦恭地说："我们刚到此地，来馆拜访，结果没人，想在这里练练拳，没有别的意思。看样子老人家已有了一把年纪，想练就练一趟，好让我们学学，不想练就作罢，何必这样呢？"

老头一听来人是外地口音，从东边来的，不敢造次。忙说："误会，对不住！"说完转身走了。

原来，老头正是武馆馆长的父亲，他回去后对儿子如此这般一说，儿子顿时火冒三丈："外来的沙子还想压本地的土，强龙都压不住地头蛇，他们休想逞能，给他们下帖子，我倒想领教领教！"立即派人给李少波他们送了一个请帖，约好第二天上午会面。

翌日一大早，他俩如约而至。一走进院门，只见很大的一个院子里黑压压地蹲了一大片人，约有五六十人。有胡须花白的老人，有年轻小伙子，还有一些十多岁的孩子，每人头上戴着一项白帽子。

武术馆长亲自接待，寒暄两句后，便向旁边使了个眼色，随即上来两个身强力壮的小伙子，一边一个，把李少波从两旁一架，口称"请坐"，暗中却在较劲。练武人对此早有防备，李少波清楚，这是一个下马威，在试探对手的功夫。说时迟，那时快！只见他来了一个"龙骧虎步"，紧接着又一个"老虎入洞"，有如龙马昂首，老虎迈步，两个小伙子哪能招架得住，立即脱了手。

馆长见此，心里暗暗发虚："看来是来者不善啊！"表面上却不露声色，客气地向李少波伸了伸手说："快请上座。"大凡武林中都有规矩，客人是不能坐上座的。李少波当然知道，便回答说："这是哪里话，帅不离位，你快请坐，我坐这儿。"说着指了指旁边的客位。

坐定后，馆长问了问他们的来意。李少波便把路上所听到的事说了出来，并晓之以理，讲了一些武林中人应该恪守的规矩。话说得很客气，但柔中有刚，绵里藏针。那位馆长知道他们是为了馆中练武之人欺负人的事而来，很不好意思地说："这是本人管教不严，实在是有辱武林名声！不过，请你们放心，以后定不会有此类事发生。"

随后，馆长请他俩献艺。李少波谦虚地说："我们到了贵地，是想开开眼界，还是请你们打开场吧！"武馆的人练了一阵后，王竹修上场走了一趟"少林八步"，干脆利落，围观者赞叹不已。

该李少波上场了，只见他稳步走进场地，撩起长衫，双手抱拳，说一声"献丑了"，便拉开架势，演练了一趟内家拳中的"五行连环"。

有道是"外行看热闹，内行看门道"，在行家的眼里，这拳式虽简易，但功夫很深，打得也很规矩。一招一式，有板有眼，虎虎生风，耐人寻味，博得了阵阵叫好声。

馆长见李少波功夫如此之高，知道会的东西肯定不少，便请他再露一手，好让他们开开眼界。李少波本不想再练，只听王竹修悄声耳语："师兄何不练练你的拿手绝活'峨嵋刺'，让他们见识见识！"听王竹修这样一说，他暗想：既然师弟说了，练练也罢。

峨嵋刺是峨嵋派的代表器械，《七侠五义》中翻江鼠蒋平用的就是这种兵器。这种兵器向来多是用于水下格斗，直到清宣统辛亥年，拳师戴绵唐、李勤波、李春如三人才开始作为武术项目表演。李少波在天津学到了峨嵋刺技法，为免非议，经常躲过他人耳目演练，功夫很是精纯，外人知之不多，王竹修对此是清楚的。

他随即从行囊中拿出轻易不露的峨嵋刺，左右手各持一个，将圆环套在中指上，运用抖腕和手指拨动，使其转动起来。接着用各种步型、步法、平衡、跳跃、翻转等套路舞动，做出拦、刺、穿、拨、挑、推、铰、扣等动作技法。只见他动作轻如飞腾，重如霹雷，形如捉兔之鹘，神如捕鼠之猫，绕场演练数圈，使观看者眼花缭乱。人们哪里见过这个功夫，叫好声、掌声此起彼伏。曾有歌诀曰："戴家短兵峨嵋刺，井字八角步法奇。挑点贯带劈甩挎，摆裹托推绞拨扎。"李少波可以说把这些技法运用的非常娴熟。

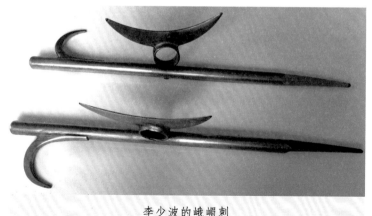

李少波的峨嵋刺

武馆馆长见李少波二人一身功夫，人品又好，便恳切地请他们留在这里当教头，被李少波婉言拒绝。

在张家川短暂停留后，他们一路往南，风餐露宿，经清水进入天水境内。

连日的山路行走，使来自平原的他们感到乏味异常。

突然有一天，一处平坦富饶的山谷川道映入眼帘，视野顿时开阔了许多，一打听才知道此地名叫三阳川。

李少波听到"三阳川"三个字后，很是兴奋，便对王竹修说："三阳川这个地方很有名，附近有个卦台山，相传为伏羲画卦之处。我们不妨稍作停留，一睹为快！"

王竹修很是纳闷，问道："师兄从何得知？"

李少波说："竹修有所不知，明代胡缵宗《卦台记》记载，三阳者'朝阳启明，其台光莹；太阳中天，其台宣朗；夕阳返照，其台腾射'，由此成为天水名景'三阳开泰'。此地久负盛名，我们路经此地，也是缘分。"

接着，他又给王竹修简要地讲了伏羲在卦台山画先天八卦的故事。他说："人文始祖、三皇之首、百王之先的伏羲，在卦台山仰观天象，俯察万物，远取诸物，近取诸身，开天明道，创立八卦；兴婚姻嫁娶之礼制，开渔猎畜牧之先河。羲皇以绝顶的智慧，只轻轻地一划，人间就天清地明，海晏河清，大地就龙飞凤舞，鸟语花香；他只用简简单单的阴阳两种符号，就揭穿了宇宙的秘密，解析了世界的构成，掰开了人类的双眼。"

王竹修边听边不住地点头，对师兄的学问非常佩服，连忙说："那还等什么，我们快去看看吧！"

他俩穿过渭河，只见一峰孤立，形如龙头，突兀雄伟，景致幽美宜人。远远望去，卦台山如一巨龙从群峦中腾空而来，摄人心魄。

拾级而上，山门砖砌拱门的顶上，磨砖雕刻着古朴端庄的"卦台山"三个大字。进得山门，依次是午门、钟楼、鼓楼、侧殿，还有伏羲庙的主体建筑——太昊宫。

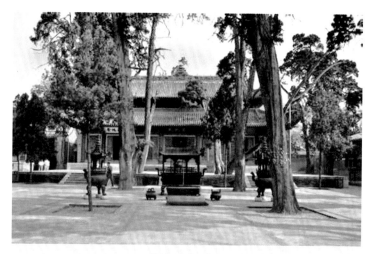

卦台山太昊宫

太昊宫坐北朝南，飞檐斗拱、盘龙绕柱、透花雕门、彩绘梁柱，洋溢着既富丽堂皇又庄严肃穆的氛围。殿内供奉着一尊手拿太极八卦图的羲皇坐像，坐像全身贴金、身着树叶，大像座下还有一尊2000多年前的伏羲铸铁小像。右侧塑有一尊振翼欲飞，造型奇特的龙马；左侧有一木架，架上悬有一个圆形八卦盘，光亮照人，犹如古代铜镜。殿柱塑有金龙两盘，张牙舞爪，飞腾盘旋，栩栩如生。据说，这是伏羲当年送给大禹的玉质圆盘八卦。

卦台山一游，使李少波他们实地了解了"神农尝百草""大禹治水""嫘祖养蚕""人文初祖黄帝居轩辕""伏羲画卦""女娲补天""燧人氏取火"等华夏远古文明，从中感受到了卦台山深厚的人文底蕴，对上古三圣的崇拜之情油然而生。

离开卦台山，他们急忙往天水城走去，想尽快找到所慕名的练棍人。走了一程，见有一个本地人，便打听要找的人究竟在什么地方，那人说前两年听说有这个人，现在已经不在天水了，好像是到外省去了。连续问了几个人，都是同样的回答。看来这个人是找不到了。两人只好原路返回，辗转往秦岭方向而去。

十二、周至拜谒

在距离西安 70 公里的周至县终南山麓，有道教第一福地楼观台，传为老子讲经处。楼观台被视为道教的发祥地，素有"仙都"之称。这里的"说经台""上善池""系牛柏""老子墓"等道教圣迹，是道教徒们景仰朝拜之所。它的中心是说经台，据说是老子为尹喜讲授《道德五千文》之处。主要殿堂有老子祠、斗姥殿、灵官殿等。

楼观台历史悠久，据传远在 2500 年前，周朝函谷关（今河南灵宝境内）关令尹喜，在此结草为楼，以观测天象气数，叫作"草楼观"。草楼观后被道教尊为最早的道观。《终南山说经台历代真仙碑记》称："楼观为天下道林张本之地。"道教宫观之"观"字，亦由此始。

老子在道教里被称为太上老君，这在中国民间几乎妇孺皆知。《西游记》第五回中，孙大圣独自享用王母娘娘的"蟠桃盛会"，喝得酩酊大醉，擅入了太上老君的兜率天宫。正巧老君不在，大圣便将老君所炼的五葫芦"九转金丹"，像吃炒豆似的全数吃光，后被擒拿，在老君的八卦炉中炼就了钢筋铁骨，火眼金睛。

这位太上老君，在《西游记》中，地位并不高，蟠桃会邀请了各路仙佛，而老君并未受邀，他只不过是个一般的炼丹神仙。但道教中的太上老君却无比尊贵，为道教三大超神之一，被奉为道教的鼻祖。

李少波小时候读书时，常听大人们讲太上老君，练功后翻看祖父的丹书，里面有不少是太上老君的话。祖父告诉他，太上老君就是老子。那时在他的心里，老子真是太伟大了，是天上的神仙，真正的祖师爷。

李少波他们从天水前往秦岭，本应从千阳南下，但听说楼观台就在周至，心想，想拜访的人找不到，结果又辗转折回到了陕西，也许是上苍的安排。既然如此，不去楼观台岂不遗憾！ 便一路往东，直奔周至。一到楼观台，两人便被眼前的景色迷住了。

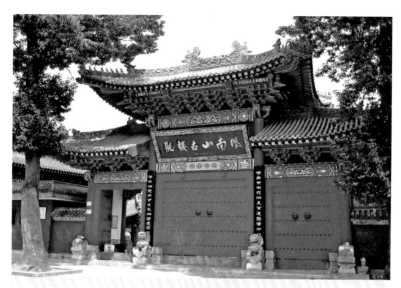

终南山楼观台

这里峰峦叠嶂，古木参天，为关中著名的风景区。古人云："关中河山百二，以终南为最胜；终南千峰耸翠，以楼观为最名。"

他们走进悬挂着竖书的"说经台"匾额的山门，来到说经台大殿。大殿中有三尊塑像，中为老子，两旁分别为尹喜和徐甲。

据说老子的弟子徐甲，人不太安分，学道时不甘吃苦。老子便用"吉祥草"变化成一个姑娘去试探他。徐甲见色忘义，对姑娘动手动脚。要不是尹喜苦苦哀求，老子便打发走这个六根不净的弟子了。大殿中的塑像，正是表现老子训导弟子，言传身教的情景。

说经台以西不远处，有一口清澈的泉水，传为老子考验徐甲时，气愤地用铁棍捅地，捅出了这口泉，叫"化女泉"。

在峰顶上有一座方形八卦顶的石室，传为老子的炼丹炉。说经台西北处有一棵古柏，名"系牛柏"。据说老子当年骑青牛入关时，他的牛就系在这棵古柏上。传说中的老子墓在化女泉以西 3 公里处，墓冢呈椭圆形，高 4 米，占地 20 平方米。

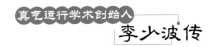

历代许多名人学士都曾到楼观台赋诗，留下了不少佳作，其中明代秦简王朱诚泳的《题说经台》十分有名。诗曰：

尘海仙家第一宫，

峥嵘台殿托秦工。

五千道德言犹在，

百二河山气自雄。

炼药炉寒虚夜月，

系牛柏老动秋风。

穹碑屹立斜阳外，

夜夜龙光贯彩虹。

他俩依次观瞻，为眼前的景物所吸引，不时发出由衷地感叹。

最让他流连忘返的，是碑厅里的四通元代古碑，上面密密麻麻地刻写着《道德经》，即《道德五千文》的全文。西边两通为正书，东边两通为篆书，据说都是山东大儒高文举的书法。正书一笔一划，很有规矩；篆书形如梅花，不好辨认。两通石碑的上额分别书写了两个大字，一为"道经"，一为"德经"。

李少波曾多次读过《道德经》，今天终于见到了向往已久的原文，情不自禁地默默读了起来：

"道可道，非常道。名可名，非常名。无名天地之始，有名万物之母。故常无欲以观其妙，常有欲以观其徼。此两者同出而异名，同谓之玄。玄之又玄，众妙之门。"

"道之为物，惟恍惟惚。惚兮恍兮，其中有象；恍兮惚兮，其中有物；窈兮冥兮，其中有精，其精甚真，其中有信。"

"有物混成，先天地生。寂兮寥兮，独立而不改，周行而不殆，可以为天下母。吾不知其名，强名曰'道'。字之曰'大'。大曰逝，逝曰远，远曰反。故道大，天大，地大，人亦大。域中有大，而人居其一焉。人法地，地法天，天法道，道法自然。"

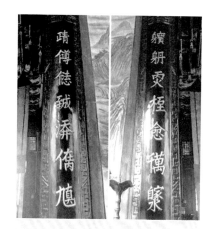

楼观台老子祠联

"上士闻道勤而行之，中士闻道若存若亡，下士闻道大笑之，不笑不足以为道。"

"道生一，一生二，二生三，三生万物。万物负阴而抱阳，冲气以为和。"

五千言真言，一刹那间全读完了。真像游了一回仙境，浑身的精力骤然旺盛。

在说经台老子祠大门内《道德经》碑石之侧，刻有非常古怪的两行字，每行7个字，是一副对联。上联右上角标明"太上老君作"。

这些令人费解的字，不知道是什么意思。听里面的道人说，那些字每个都是由几个字组合起来的，其中有七个在《康熙字典》中收有，其余的都无从查考。读作：玉炉烧炼延年药；正道行修益寿丹。

再细看碑文，发现这副对联在碑文中也有，而且后面还有六句话，字形同样稀奇古怪，合起来是一首七言律诗。全文为：

玉炉烧炼延年药，

正道行修益寿丹。

呼来吸去息由吾，

性空心灭本无著。

寂照本欢忘幻我，

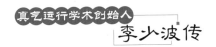

为见生前体自然。

铅汞交接神丹就，

乾坤明原系群仙。

李少波细细品味，忽然恍然大悟：啊！原来是这么回事，顺应天道，是道学的本质，这正是老子顺天应人修为的秘旨，《道德经》的奥秘全在这几句话里。联语"玉炉烧炼延年药，正道行修益寿丹"，就是叫人们如何遵循规律，固本扶正，锻炼养生而延年益寿。

他深深感到，古人所说的"读万卷书，行万里路"一点也不假。这次有幸到楼观台拜谒，真是不虚此行。使他进一步明白，所谓的道就是一切事物的本源，也是运行规律，大体分为人道与天道，这两者之间是一致的。天人合一，人天一体，人道要顺应天道，才能使自身阴阳和合，与大自然和谐共处。

古往今来，各家各派，大凡养生长寿者，都离不开这个"大道"。中国医学被称为医道，说明医离不开道，"道"才是总纲。

在福建泉州清源山下，有一著称于世的宋代石刻老君造像，为全国最大的老子石雕像，人们诙谐地称之为"老子天下第一"。

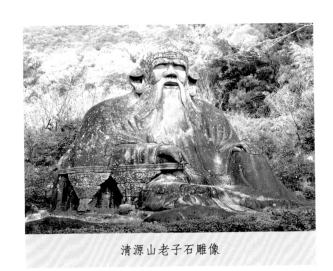

清源山老子石雕像

这尊老君坐像，以一块巨大的天然岩石雕成，通高 5.5 米。老君左手放于膝上，右手依托案几，两眼平视，双耳垂肩，长髯飘洒胸前，面露笑容，显得和蔼可亲，气度非凡。此情此景，好像是老君在向来此观光的芸芸众生讲述玄妙的"道"理和长生秘诀。

五十九年后的 1996 年 11 月，李少波在福建厦门讲学期间，特意赶赴泉州清源山，又一次瞻仰老子。这时他的学术体系业已形成，几十年的躬亲实践和探索研究，使他对"道"的感悟更加升华。

李少波伫立良久，凝视着这位阅尽人间百态的智者形象，回味着老子所言的"道法自然""无为而无不为""上善若水""重积德则无不克""知人者智，自知者明""不言之教，无为之益""深根固柢，长生久视之道"，联想到当年在楼观台的情景，心潮澎拜，久久不能平静。深感中华民族古圣先贤们留给后代的文化遗产博大精深，受用无穷。

十三、驻足凤县

怀着拜谒楼观台的余兴，他们一路向西，昼行夜宿，饥餐渴饮，在宝鸡稍作休整，欲去秦岭腹地找一个地方住下来，一边练功习武，一边寻访高人，然后再去四川拜访王元会。

有一天，他们在一个小镇上吃饭。听人讲这里是凤县地界，王竹修显得很激动，悄声告诉李少波："我本家一位叔父在凤县当县长，我们现在已到了凤县境内，何不前去拜望一下？"

王竹修的叔父叫王鸣霜，学识渊博，早年出门谋事，辗转到了陕西。开始在凤县政府做文秘内务，后来步步升迁，当上了县长。这件事王竹修以前一直没有讲过。

眼下已到了凤县，看望亲人尽在情理之中，李少波忙告诉师弟："既然已到了这里，顺便去县里拜望一下叔父，太应该了！"

两人经过大半天奔波，赶到了县城，好不容易找到了王鸣霜。

这位县太爷见到他们，先是惊讶后是抱怨。惊讶的是两个远在家乡的孩子突然出现，太出乎意料了。抱怨的则是眼下时局动荡，兵荒马乱，家里人不该把孩子放出来到处跑。王鸣霜的责备也是有道理的。

抱怨归抱怨，不关孩子们的事。在西北的深山沟里见到家乡来的亲人，王鸣霜做梦也没有想到。拉着侄子的手，忙不迭地问长问短，打听家乡和家里人的情况，喜悦之情溢于言表。

听侄子介绍了一起来的李少波，得知是个有本事的小伙子，更是高兴不已，一个劲地夸奖。吩咐人准备饭菜，热情款待。

他们原打算在这里看望一下叔父后马上就走，谁知人家非常热情，真不好意思说走的事情了。

大概是天意所致，李少波在凤县一住就是 4 年。

作为一县之长，王鸣霜在上层也有人脉关系。他想年轻人久无事做会丧失志向，琢磨着有机会就给两位远道而来的侄子找个工作去做。

凑巧的是，正在这个时候，西安的合作事业管理处招收员工。王鸣霜争取到了两个名额，随即告诉他俩去那里供职，嘱咐他们好好干，或许以后还有大的作为。

李少波来这里的目的很清楚，是为了寻道，不管说什么他也不愿去西安。无奈，王鸣霜只得让王竹修一人去西安工作。王竹修见师兄不愿去西安，心想也留下来继续陪同师兄访道，但碍于叔父的面子不好执拗下去，只得违心地答应。

从离开塘沽到凤县，将近 3 年的时间，师兄弟俩形影不离，同甘共苦，相依为命，结下了深厚的感情。如今要分开了，那种难舍难分地心情，是难以用语言表达的。

送走王竹修后，孤身一人的李少波便开始了他的寻道学医生涯。

凤县，地处秦岭腹地，嘉陵江源头，素有"秦蜀咽喉，汉北锁钥""川陕锁钥"之称。历来是军事活动的频发地区，"明修栈道，暗渡陈仓"的典故就发生在这里。

在县城外有一处密林掩映之处，这里四周树木丛生，百草丰茂，流水潺潺，漫山遍野山花烂漫，空气特别新鲜，环境十分幽静，是一个练功养生的好去处。

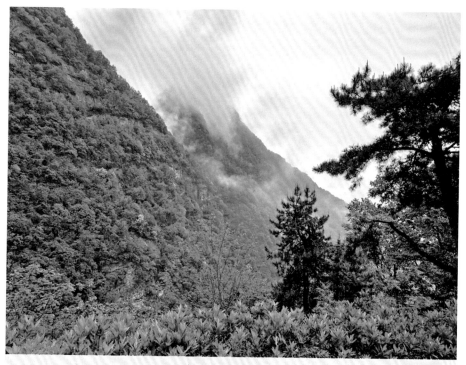

凤县城外李少波练功地

从此，李少波每天就在这个地方，闻鸡起舞，徒手器械，日日操练不辍。

随着功夫不断长进，他突然对"轻功"产生了极大的兴趣，甚至到了欲罢不能的程度。他先在地上挖一个较浅的土坑，双脚进去没过膝盖，然后并脚跳出。以后将坑逐渐挖到齐腰深，跳下去再跳出来。比较娴熟后在小腿绑上沙袋负重练习，一直练到能一跃而出为止。然后再练习跑木板，将一块木板斜搭到墙边，快步跑上去，再跑下来，逐渐练到将木板的角度调整到墙面上，跑到墙边一脚"贴"在木板上，迅即一手搭到墙头上，目的是使脚底面要"贴"到木板上。如此练了数月，他的脚面已经能贴到小腿胫骨上，木板贴墙，也能蹬板抓墙而上。

同时他也没有懈怠对静功的炼养，打坐入静抟气以致柔，习拳练武健运而强身。日日动静兼修，修道悟真，妙不可言！正是：别有洞天臻化境，不争尘世隐桃源。

他还不时穿梭于秦岭山间，或以形意蛇形代步，或疾步行走，习练自己所学的少林软兵器"流星锤"，有时如走夜路，便在锤内装上木炭，边走边舞动，锤内炭火越来越旺，既可用于防身，亦能代为照明。就这样他游访了秦岭腹地的不少庵观寺院，和僧道隐士们攀谈医道儒释武各家的养生之道，虽然历尽了艰辛，但觉得日子过得愉快又充实。

在凤县，他练功习武、学医问道的事很快就传遍了全县城。很多人都不理解，年纪轻轻的，干点什么不好，怎么就喜欢走这样一条路。可是，看到过他练拳习武的人，都对他的功夫竖起了大拇指。暗中赞叹：这个年轻人真了不起，将来必有大用！

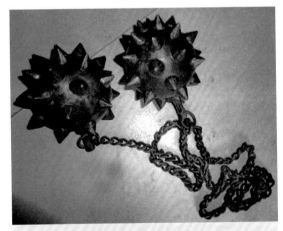

李少波习练的流星锤

十四、为民除害

在凤县的日子里，李少波潜心修炼的事被越来越多的人知晓，方圆百里都知道这里有一位从河北省来的年轻练家子，不少喜好武术的人都想一睹风采，跟他学点本领。

一个偶然的机会，他为地方上办了一件大事，被传为佳话。

1938 年下半年，一伙国民党军队的散兵游勇纠集在一起，约 30 多人，全副武装，由一个连长带领，到处绑架财东富户。所到之处，鸡犬不宁。

有一天，他们到凤县，绑架了一个土财主，还在联保处打死了常备队的队长，抢走了常备队的枪支。常备队长是当地一个绅士的儿子，这件事情哪能善罢甘休。人命关天，不能等闲视之。事情发生在凤县，县长的责任可就大了，抓人破案便成了县里的当务之急。

县长亲自带领驻防凤县的一连驻军和本县的常备队，前后一个月，东捕西追，可连那帮人的影子都没看见。不少人暗中指责县长纵匪殃民，令县长很被动。县长又派了一个得力的人带队继续搜，跑了几天，不仅没有任何进展，反而枪走火打伤了带队人的腿，这令县长焦急万分。

万般无奈之下，县长突然想起了李少波。立即派人找到了他，让他去招抚这帮人。

李少波起初想，这件事情不简单，办起来有难度。自己是个不管政事的人，掺和这些事干什么？可转念又一想，我在人家这里闲住了这么长时间，得到百般照顾，无以为报，这次刚好是个机会。况且县长还是师弟的叔父，更不能袖手旁观，说什么也应该帮一帮。

他跟来人到县里，县长见到他像见到了救星一样，迫不及待地把事情与他交代了一番。看到县长对他寄托的厚望，他感到有一种从未有过的压力。

"说什么也得把这件事拿下来！"他暗中告诫自己。

这件事沸沸扬扬已经一个多月了，如果现在再去漫无边际地强攻硬碰，显然不行，只能智取，方可奏效。他很快构思了解决问题的方案，随后和县里的常备队在一起商量了策略，做出了周密的部署。

他说："这些人绑票的目的是为了搞些钱财，现在钱没到手，他们肯定没有走远，就在附近。目前，首先要找到他们隐藏的地方，然后再做其他打算。"

他派人找到被绑票的那家人，让他们不要带钱去赎人，并留下了他写给那位匪连长的一封信。信中大意是：冤有头，债有主，杀人者偿命，其余人只要认罪态度好，既往不咎。县长是个清官，识大体，谋大局，说话算数，决不食言。信末尾的落款是"河北李少波"5个大字。

那帮人好长时间没有见到被绑票的家属拿钱来赎人，忍耐不住派人去打探消息，钱没拿到，却带回了李少波写的信。以此为线索，顺藤摸瓜，李少波很快就摸清了那帮人落脚的地方。

原来，那帮人住在一座大山后，这座山方圆几十里，没有目标很难找到。知道了他们的准确位置，李少波便部署了下一步的行动。

他率领常备队连续好几个晚上到那座山下，派人先在山南边行动，再在山北边活动，然后把人全撤回原地休息，以逸待劳。这一招叫作"疑兵之计"。

那帮人知道有人从山南边来抓他们，便急忙往山北边跑，很快又发现山北边也有人，又往南边跑。如此折腾了好几个晚上，搞得自己晕头转向，精疲力竭。

一天傍晚，哨兵报告那帮人在抽大烟。

行动的机会来了！

李少波带着常备队，悄悄找到那帮人的住处。发现在密林遮掩的一个地方有亮光闪现，几间房屋依稀可见。他立即派了几个人上房顶，叮嘱其余人分左右两路包抄。

"缴枪不杀！你们被包围了。"一时喊声大作。已经睡觉的绑匪被喊声惊醒，手忙脚乱，不知所措。有几个抽大烟的，端着烟枪，瑟瑟发抖。绑匪们企图负隅顽抗，可是没有一个敢带头冲出去。外面的喊声越来越紧，这时绑匪中有人带头把枪从门口撂了出来，接着所有的枪都撂到了院子里。打死县常备队长的是一个小队长，知道被抓住肯定活不成，一出房门撒腿就跑，结果被一枪击毙，其余的绑匪全部被抓获。后经搜查，发现那位连长还给李少波写有回信。信中说：我们无奈在凤县绑票，目的是搞些钱后，便马上离开这里。早闻你的大名，不敢作对。

李少波回到县里交差，县长听闻大喜过望，连声说："了不起，了不起！没想到这么快就结案了。"

这件事振动了全县，县里以此为契机，发了一个告示，警告那些平时偷鸡摸狗，掘坟盗墓等不法之徒前来自首，否则抓起来严惩不贷。告示一出，便有许多人前来自首。对此，老百姓拍手称快，知情者都夸李少波办了一件大好事。

十五、偶得《素书》

和凤县毗邻的留坝县，有个地方叫庙台子。那里有远近闻名的张良庙，又名留侯祠。

张良，字子房，是汉高祖刘邦的重要谋臣，灭秦灭项兴汉，功高盖世，有如汉王朝的中流砥柱。高祖欲封他为三万户侯，他深知功高遭忌，莫如功成身还，遵《素书》"绝嗜禁欲，所以除累"之训，采取明哲保身的至理，抛弃功成名就后的荣华富贵，只选了一个小小的留坝县，授封为"留侯"。后来飘然出世，避开了政治斗争的漩涡，在秦岭深处与清风明月为伴，潜心修道，逍遥自在地度过了一生。

李少波在凤县，东跑西转，好长时间也没有寻访到什么高人，很是失望。听说在凤县东南方约百十里远的紫柏山，有个地方叫庙台子，那里的张良庙很有名气。他想，此地一定有高人隐遁，便慕名前去拜谒。

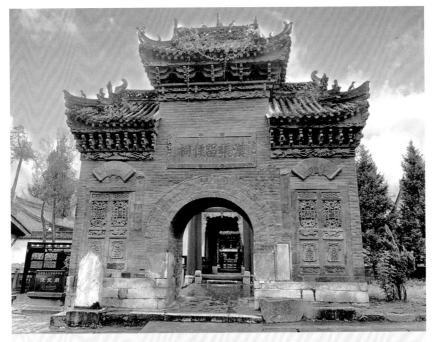

紫柏山留侯祠

李少波到张良庙时，已近傍晚。征得道长应允，便在庙院里住了下来。

一连数日，他见了年长的道人都毕恭毕敬地请安行礼，小心翼翼地请教静坐修炼的一些问题。有的道人能与他说几句，但他总觉得如隔靴搔痒，不着边际。有的干脆说："我们一天到晚忙的像长工一样，哪有工夫坐下来修道。"不过，通过几天的接触，他们对这位远道而来的年轻人还是很有好感的。知书达礼，勤学好问，肯定不是等闲之人。

刚来时，他就发现庙里有个藏经阁，很想进去看看，但门上挂着一把大锁。有一天，他试探着请示道长："你们的藏经阁肯定有好多经书，能不能让我一饱眼福？"

没想到道长很痛快："那有什么，你想看就进去看嘛。"打发人开了门。

这里的藏书不是很多，有好多书他以前都读过。翻找了一阵，他发现有一本薄薄的黄石公《素书》，便拿起来翻阅。

这本书的《序言》就很吸引人，是宋代张商英所撰写。序中说："晋乱，有盗发子房冢，于玉枕中获此书，凡一千三百三十六言，上有秘戒，不许传于不道、不神、不圣、不贤之人。若非其人，必受天殃。得人不传，亦受其殃。呜呼！其慎重如此。黄石公得子房而传之，子房不得其传而葬之。后五百余年而盗获之，自是《素书》始传于人间。然其传者，特黄石公之言耳，而公之意，其可以言尽哉。"

意思不难懂。说西晋时期，天下大乱。盗墓贼发掘了张良的坟茔，在头底下的玉枕中发现了这本《素书》，共计有 1336 个字，上面题有秘诫，不允许将此书传于"不道、不神、不圣、不贤之人"，否则必遭祸殃。但如果遇到合适的人而不传授，也将遭殃。可见，像《素书》这样一本关系到天下兴亡、个人命运的"天书"，是否要传世，是一件极其慎重的事情。

当年黄石公遇到张良这样的豪杰，经过几次无情地考验后，才慎重地传给了他，张良因为没有遇到合适的人选，只好将它和自己一起带进棺材。500 余年后，因盗墓贼得到了它，从而使这本书得以在人间流传。然而公之于世的，也只不过是黄石公极其简略的言辞。至于其中的玄机深意，肤浅的言语怎能穷尽呢？

《序言》还没有看完，他便赶紧读正文："原始章第一，夫道、德、仁、义、礼五者一体也。道者，人之所蹈，使万物不知其所由。德者，人之所得，使万物各得其所欲。仁者，人之所亲，有慈惠恻隐之心，以遂其生成。义者，人之所宜，赏善惩恶，以立功立事。礼者，人之所履，夙兴夜寐，以成人伦之序。夫欲为人之本，不可无一焉……"

"简直太妙了！可与《道德经》相伯仲。"他自言自语地说。

这正是他要找的书，便想借去抄写下来。不料，道长见他爱不释手，没等他开口，便说："既然喜欢就送给你吧！"李少波自然喜出望外，再三道谢。

道长接着给他讲了《素书》的传奇故事：张良出生在一个丞相世家。祖父和父亲相继辅佐了韩国的五代国君。秦国灭韩后，张良不甘为奴，为报国恨家仇，遂悉散家财，在博浪沙刺杀秦始皇，但刺杀未遂。秦始皇大怒，下令通缉张良。他隐姓埋名，逃亡下邳（今江苏睢宁），住在一座桥的旁边。

有一天，一位老人来到张良的住处，故意把自己布满污迹的靴子扔到桥下，然后大声对张良说："小伙子，快下去把我的鞋取上来！"张良非常气愤，搞什么名堂，真想上去揍他一顿。见对方是位老者，便强忍怒火把靴子取了上来。谁知老者得寸进尺，让张良把靴子穿在他的脚上。张良想，也罢！既然取了上来，穿一下又何妨，跪在地上把靴子穿在老者的脚上。老者穿上鞋，啥话也没说，只是笑了笑，便扬长而去。张良觉得莫名其妙，望着老者的背影，看他往哪里去，只见他走到一所房子跟前，突然又转了回来，走到张良面前，很客气地说："我看孺子可教也，你5天后天亮时，到圯桥等我。"

5天后，张良如期而至，没想到老者早已到达。一见张良到来，便大发脾气："你和老人约会，怎么能来迟呢？算了，再过5天，还是这儿，早点来！"

又过了5天，张良在鸡叫头遍时就去了。谁知老者又早他一步到来，又对张良发火道："为什么又来迟？去！再过5天来。"

这次，刚到半夜，张良就去了。到圯桥发现老者还没有来，片刻工夫，老者出现在面前，高兴地说："年轻人就应该这样才对。"接着，老者拿出一本书对张良说："读了这本书你就可以给帝王当老师了。10年后你会取得成功，到第13年的时候，你来见我，济北谷城山下有一块黄石，那便是我。"说完便飘然而去。

10年之后，张良辅佐刘邦，纵横关山，九合诸侯，运筹帷幄，决胜于千里之外，推翻秦王朝，打败楚霸王，统一了天下。

不早不晚，13年后汉高祖率军路经谷城山下，张良果然见到山脚下有一黄石，便请到家里供奉了起来。

黄石公有点像他的师父鬼谷子，预见到秦将亡，汉将兴，想物色一个代理人，替他出山辅佐刘邦打天下。但为何找的是张良呢？圯桥授书，看似偶然，其实却不尽然，那是黄石公早就安排好的。

张良是韩国的一位风度翩翩的公子，因刺杀秦始皇，被秦始皇大肆追捕，这一爆炸性地新闻无人不晓，正在留心天下大事的黄石公焉能不知？他想，一个纤弱如女子的青年，敢于狙击一跺脚便地动山摇的秦始皇，勇则勇矣，但此乃匹夫之勇，不足以成大事。亡秦需要这些热血壮士，但还须具备以柔克刚、以弱制强的大勇，那就得看他能否学会"卒然临之而不惊，无故加之而不怒"的忍劲了。

因有此背景，有此思虑，黄石公便把张良作为首选人物，暗中跟踪、观察。圯桥相遇，对张良来说是邂逅，对黄石公来说却是早有预谋。接下来的一系列折辱，既是考验，也是上课。直到他认为张良符合条件，才将《素书》传给了他。在传此"修身、治国、平天下"的法宝时，还告诉他要忍！

听了这些，李少波豁然开朗。黄石公对张良的训导里面都蕴含着玄奥的秘旨，而《素书》更如日月照耀，又如警钟长鸣。若能牢记，定能悟出不少道理。书中表述，效法天道地道，词句简练，内蕴丰富深邃，皆

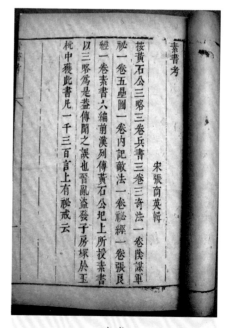

素书

为最高智慧。用之修身，可以明志益寿；用之治国，可以位极人臣；用之经商，可以富埒王侯；用之军事，可以百战百胜。他如饥似渴，昼夜诵读，很快便把全文都背了下来。

《素书》的光芒，照亮了他的一生！两千多年前，黄石公将《素书》传给了张良，使他成就了一代伟业。今天，莫非真是留侯真灵显现，假人之手，将他的珍宝传给了面前这个年轻人，促其成就一番事业？

附：《素书》全文

黄石公素书

原始章第一

夫道、德、仁、义、礼五者，一体也。道者，人之所蹈，使万物不知其所由。德者，人之所得，使万物各得其所欲。仁者，人之所亲，有慈慧恻隐之心，以遂其生成。义者，人之所宜，赏善罚恶，以立功立事。礼者，人之所履，夙兴夜寐，以成人伦之序。夫欲为人之本，不可无一焉。贤人君子，明于盛衰之道，通乎成败之数，审乎治乱之势，达乎去就之理。若时至而行，则能极人臣之位；得机而动，则能成绝代之功。如其不遇，没身而已。是以其道足高，而名重于后代。

正道章第二

德足以怀远，信足以一异，义足以得众，才足以鉴古，明足以照下，此人之俊也；行足以为仪表，智足以决嫌疑，信可以使守约，廉可以使分财，此人之豪也；守职而不废，处义而不回，见嫌而不苟免，见利而不苟得，此人之杰也。

求人之志章第三

绝嗜禁欲，所以除累。抑非损恶，所以让过。贬酒阙色，所以无污。避嫌远疑，所以不误。博学切问，所以广知。高行微言，所以修身。恭俭谦约，所以自守。深计远虑，所以不穷。亲仁友直，所以扶颠。近恕笃行，所以接人。任材使能，所以济物。殚恶斥谗，所以止乱。推古验今，所以不惑。先揆后度，所以应卒。设变致权，所以解结。括囊顺会，所以无咎。橛橛梗梗，所以立功。孜孜淑淑，所以保终。

本德宗道章第四

夫志，心独行之术。长没长于博谋，安没安于忍辱，先没先于修德，乐没乐于好善，神没神于至诚，明没明于体物，吉没吉于知足，苦没苦于多愿，悲没悲于精散，病没病于无常，短没短于苟得，幽没幽于贪鄙，孤没孤于自恃，危没危于任疑，败没败于多私。

道义章第五

以明示下者暗，有过不知者蔽，迷而不返者惑，以言取怨者祸，令与心乖者废，后令缪前者毁，怒而无威者犯，好众辱人者殃，戮辱所任者危，慢其所敬者凶，貌合心离者孤，亲谗远忠者亡，近色远贤者昏，女谒公行者乱，私人以官者浮，凌下取胜者侵，名不胜实者耗。略己而责人者不治，自厚而薄人者弃废。以过弃功者损，群下外异者沦，既用不任者疏，行赏吝色者沮，多许少与者怨，既迎而拒者乖。薄施厚望者不报，贵而忘贱者不久。念旧而弃新功者凶，用人不得正者殆，强用人者不畜，为人择官者乱，失其所强者弱，决策于不仁者险，阴计外泄者败，厚敛薄施者凋。战士贫，游士富者衰；货赂公行者昧；闻善忽略，记过不忘者暴；所任不可信，所信不可任者浊。牧人以德者集，绳人以刑者散。小功不赏，则大功不立；小怨不赦，则大怨必生。赏不服人，罚不甘心者叛。赏及无功，罚及无罪者酷。听谗而美，闻谏而仇者亡。能有其有者安，贪人之有者残。

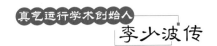
安礼章第六

怨在不舍小过，患在不预定谋。福在积善，祸在积恶。饥在贱农，寒在堕织。安在得人，危在失事。富在迎来，贫在弃时。上无常操，下多疑心。轻上生罪，侮下无亲。近臣不重，远臣轻之。自疑不信人，自信不疑人。枉士无正友，曲上无直下。危国无贤人，乱政无善人。爱人深者求贤急，乐得贤者养人厚。国将霸者士皆归，邦将亡者贤先避。地薄者大物不产，水浅者大鱼不游，树秃者大禽不栖，林疏者大兽不居。山峭者崩，泽满者溢。弃玉取石者盲，羊质虎皮者柔。衣不举领者倒，走不视地者颠。柱弱者屋坏，辅弱者国倾。足寒伤心，人怨伤国。山将崩者下先隳，国将亡者官先弊。根枯枝朽，人困国残。与覆车同轨者倾，与亡国同事者灭。见已生者慎将生，恶其迹者须避之。畏危者安，畏亡者存。夫人之所行，有道则吉，无道则凶。吉者，百福所归；凶者，百祸所攻。非其神圣，自然所钟。务善策者无恶事，无远虑者有近忧。同志相得，同仁相忧，同恶相党，同爱相求，同美相妒，同智相谋，同贵相害，同利相忌，同声相应，同气相感，同类相依，同义相亲，同难相济，同道相成，同艺相规，同巧相胜：此乃数之所得，不可与理违。释己而教人者逆，正己而化人者顺。逆者难从，顺者易行，难从则乱，易行则理。如此理身、理国、理家，可也！

十六、接触西医

1939 年 8 月，凤县医务所新来了一位所长。此人毕业于山西川至医学专科学校，获硕士学位，西医知识渊博。

川至医学专科学校创立于 1919 年 8 月，专门为山西省培养高级医学人才。这所学校在民国时期对社会医学教育和医疗技术的发展，有着深刻的影响，当时在中国很有名气。

那时的中国农村，西医很少见，有学位的更是寥若晨星。西医硕士的到来，一时间便成了县里的头号新闻，很快就传开了。

这位医生刚到凤县，就听有人说，县里有一个从河北来的年轻人，名叫李少波，一身好功夫，为民除害抓土匪，还会看病，针灸、推拿也很在行。听了之后顿生仰慕之情，想尽快见到此人。

李少波听说来了一名西医硕士，也非常高兴。他出生医道世家，在练功过程中，读了不少中医经典，祖父、三叔也向他传授了医术。从河北到陕西的路途中，初试锋芒，已给不少人看过病，但毕竟没有受过系统地教育，特别是人体生理解剖方面的知识几乎是空白。他立志修道行医，对中医钻研已久，早就想从西医的角度，把人体研究的更明白一些。现在有西医硕士来这里，真是天赐良机，为自己学习西医，填补空白提供了方便。因此，他也想快点结识这位西医。

经别人介绍，他很快和这位医生碰面，双方一见如故，谈话很投机。从聊天中，他感觉此人的确很有学问，知识面很广。同时，那位西医见李少波气度不凡，谈吐文雅，也颇有好感。李少波随即向对方提出愿学习西医知识的想法，对方一口应承。

从此，他每天晚上请教西医，系统地学习病理、解剖等现代医学知识。触类旁通，举一反三，收获颇丰。

在这段时间里，通过中医和西医的"碰撞"，他从"道"的高度体悟了中医学和西医学的内涵。

《道德经·五十一章》曰："道生之，德畜之，物形之，势成之。"说明了宇宙本体之道产生的原始动力，以德之效应发挥其动力，由元气的变化去执行其动力，由物体的运动变化去成就而显示其动力。《易经·系辞上传》曰："形而上者谓之道，形而下者谓之器。"这无疑是对老子思想的引申发挥。形而上者无形之谓，所以道是无形的，居统御的地位；形而下者有形之谓，所以器是有形的物体，居被统御的地位。

中医和西医，前者为道，它所谓的阴阳五行、虚实寒热、经络、精气神等，从现代医学解剖的角度看，并不存在，是无形的，"故常无，欲以观其妙"（《道德经·一章》），为"哲学治病法"。后者为器，它所谓的病变，完全由检测、化验等手段取得的数据、指标来判断，相对于中医的"望闻问切"来说，是有形的，"常有，欲以观其徼"（《道德经·一章》），为"科学治病法"。中医的"哲学治病"包涵着"科学治病"，同样，西医的"科学治病"也包含着"哲学治病"的因素。"此两者，同出而异名，同谓之玄。玄之又玄，众妙之门"（《道德经·一章》）。

同时，他也认识到，无论是西医还是中医，两者都是和疾病做斗争的理论与实践相结合的产物，二者既有联系又有区别。

在基础理论方面，西医以解剖学、生理学、生物化学、生物物理学、病理形态学、病理生理学、寄生物学、微生物学、免疫学、药理学等作为基础，发展为许多临床学的专科，如内科、外科、儿科、妇科等。而中医起源较早，相传有伏羲制九针，神农尝百草，黄帝教人制衣裳、造宫室、创医药。春秋时《左传》已有以阴、阳、风、雨、晦、明六气的失和为致病原因的说法。其后《内经》又用阴阳五行学说来说明生理和病理的一切现象，强调人体的整体观念，这是中医的一大特点。如眼有疾，而治疗肝脏，眼疾便很快得到改善。

在诊断方面，西医主要强调患者的病史，包括现病史，既往病史，药物过敏史，月经、生育史，家族疾病史等，其次根据医生对患者的仔细体检，主要按解剖方法及标志，由上至下体检，再结合辅助检查，如心电图、脑电图、X线，还有各种化学的化验，如肝功能，血、尿、便三大常规或各种特异性的检查。然后以医生的经验，综合归纳，对患者的疾病做出初步诊断。而中医则与西医不同，在秦代即奠定了望、闻、问、切四诊法。《内经》中说到："善诊者有查色按脉，先别阴阳，审清浊而知部分，视喘息，听声音而知所苦，观权衡规矩而知病所主，按尺、寸，观浮沉滑涩而知病之所生。"这些正是中医诊断的特点与精华。

在治疗方面，西医主张按解剖部位做手术治疗，按解剖方位做放射性疗法或化学给药法。以西医的药理学为标准，经过若干次的动物实验后，若疗效明显有效者，则应用于临床，不断认识，不断改进，以臻完善。而中医治疗的原则则为"急则治其标，缓则治其本""治病求本"，按理法方药等顺序进行综合治疗，其最大的特点是按经验方剂遣方用药，不断总结，不断完善。

凤县的两个青年医生，合作非常融洽默契，李少波懂中医药、针灸、推拿，可以解决西医所不能处理的一些问题。同时，他在行医中也随时请教一些解剖、生理知识，使诊断用药更加准确。一个中医，一个西医，优势互补，各显神通，融会贯通，相得益彰，他们成了县里的头面人物。本来，李少波在这里已小有名气，现在又学习了西医知识，人们对他更是刮目相看，不少患者指名让他治病。因此，从严格意义上讲，他正式行医的时间应该从这个时候算起。

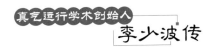
第五章　初到兰州

转眼间，李少波离开河北故乡辗转到西北，已5年多了。他本想在秦岭寻访修道高人，做短暂停留后即去四川找王元会，探求修道秘旨。但事与愿违，在凤县近4年时间，非但没有见到任何高人，反而做了一些原本就不愿意做的事情。出乎意料的是，在紫柏山偶然得到了《素书》，这在他看来，收获不亚于受高人指点，也算没有白来秦岭一趟。大概是上苍的安排，在凤县时，他前后三次欲去四川，都因种种意外半途而废。使得他到了甘肃兰州，以行医而悟道修道，医道同参。

十七、入川遇阻

李少波和王竹修刚到凤县时，每天好吃好喝，深得抬爱。碍于王县长的盛情，想去四川的事难以启齿。可没过多长时间，他再也待不住了，时刻在找去四川的时机。

有一天，他一人悄悄地坐上了去四川的汽车。

秦岭山地的道路坎坷不平，汽车在蜿蜒的山路颠簸摇晃了大半天时间，但他毫无知觉。心里总是在想到成都后如何去找王元会的事情，十分兴奋。

汽车好不容易到了平地，可刚过四川广元，却发现前面的路已被嘉陵江的洪水冲毁，塌方很严重，不少汽车和行人都被挡在那里。当时正值雨季，老天爷说变脸就变脸，刚才还是晴天，刹那间乌云密布，下起了瓢泼大雨。人们躲雨都没有地方，不少人直往汽车下面钻。

不知什么时候这路才能疏通，大家又着急又丧气。无奈之下，很多汽车都原路返回了，他也只能随车而回。

他并没有因此而放弃去四川的念头，没隔多长时间，他又出发了。

这个时候，"七七事变"已经爆发，国民党政府借口抗战到处抓兵。只要见到年轻人，不问青红皂白，抓住用绳子一捆带走。他和王竹修在凤县都曾被抓去过，要不是王竹修的叔父是县长，认识的人多，说情疏通，他们早就成了国民党的炮灰了。

他坐的汽车刚到汉中，抬眼望去，见街上有很多人，一个个神色慌张，东张西望，如惊弓之鸟。一打听，才知道四川那边最近抓兵很凶，这些人都是从四川逃过来的。这可怎么办？要是在那里被抓去，举目无亲，可没人说情。别说寻道，恐怕连自由都失去了。他左思右想，觉得不能冒这个风险，索性先在这里往下，等抓兵风潮过了再走。

一天，他在汉中的街上吃饭后闲走，忽然听到有人在喊他的名字。他在这里没有熟人，感到很奇怪，回头寻声望去，只见凤县的王县长正大步流星地向他走来。异地相逢，惊喜不已。原来王县长这几天来汉中开会，没想到很凑巧地在这里碰上。

王县长批评他不该不打招呼就到处乱跑，非常关心地说："眼下社会混乱，时局动荡，你远离家乡，在这里只有我这么一个亲人，孤身在外，我能放心吗？我的事情已办完了，你和我一起回吧！"

看到李少波似乎不愿意回去，王县长便接着说："你先跟我回去，我在县里给你找个事做。身边有自己人，我心里踏实。"

此情此景，任何人都会感动的，何况李少波是个重情义的人，岂能无动于衷？于是他又一次回到了凤县。

正如王县长所说，李少波回到凤县的第二天，县长指定他任县政府收发主任。

那时的收发，不是当今"收发室"的概念，类似于现在机关单位所设的办公厅（室）。不光是管收发，文档、行政之类的事务都要负责。

这是一个肥差，如果品行不好，会捞到不少"好处"。县里以前干这个工作的几个主任，不是能力太差，便是假公济私，中饱私囊，县长很不满意。之所以选李少波任收发主任，不仅因为是家乡来的人，人品好、行为端、能力强也是重要的因素。

当时由于战局所迫，国民政府驻地由南京迁往重庆。凤县的这条路是入川的干道，车辆很多，部队来来回回都要路过这里。他光应付这些来往的车辆就已够呛，还要做其他杂务，更是忙乱不堪。

李少波本是个不喜应酬的人，每天被这些琐事缠身，时间一长便实在忍受不了。干了半年多，他便向县长递了辞呈。好说歹说，总算得到解脱。

1940年下半年，陕西省建设厅和凤县合作，办了一个铁矿，要县里物色一个搞管理工作的人。县长考虑来考虑去，觉得李少波稳重细心，干这事最合适，遂请他先去搞筹备工作。

李少波本不愿再参与公事，认为做下去会影响自己学医向道的前途。可又觉得前不久辞去了县里的工作，有愧于县长。这次县长又来找他，是信任也是好意，若一再推辞，似乎不近人情，只好答应去铁矿做事。

这个工作多是在山里面跑，但还有一些外界的事宜需要协调，经常去汉中、宝鸡等地方。这倒也引起了他的一些兴趣，工作的同时，还可以借机访道。

经过一年多的辛勤努力，铁矿终于出铁了。县长很满意，大家也很高兴。没想到，给陕西省建设厅一汇报，麻烦事情就来了。省建设厅知道铁矿效益不错，有利可图，便又是派会计，又是派管理人员，来了一大帮人。上行下效，县里也如法炮制，又是派秘书，又是派技术人员。

看到这些，李少波想，就那么一个小小的铁矿，刚开始投入生产，能养活这么多人吗？他很是反感，眼不见，心不烦，干脆不辞而别，一走了之。

正在他收拾好东西准备出发时，不料王县长知道了他要走的事，径直来到了他的住处。

县长的到来，使他既感动又愧疚。他不得不详细地向这位长辈倾吐了长期以来自己的想法和打算。

县长为眼前这个年轻人锲而不舍的精神所感动，再也不好说什么，只是觉得到四川找王半仙，既没有确切的位置，又没有熟人帮助，根本没有把握。想了想说："这样吧！我在成都有两个朋友，他们都是部队上的。我给你写两封信，你到那里去找他们，他们会帮助和照顾你的。如果有什么困难，就写信给我。实在不行的话，就再回这里来。可不要忘了我！"

听到这些，他的心里顿时涌起了一股暖流。这位长辈对自己太好了，像慈祥的父亲一样，在异地他乡照顾自己4年多时间，现在要走了，还放心不下。这情这恩，真是没齿难忘。

带着王县长的信，他又一次从凤县出发了。

刚走到双石铺镇，就听有人在后面喊他，一看是县铁矿的一位工程师，气喘吁吁地跑过来说："你怎么不声不响就走了，矿上让我给你送路费来了。"

原来，矿领导从王县长那里知道了他要走的消息，对这位筹建铁矿的有功之臣悄然离去、分文不取的行为肃然起敬，派人带了点钱物，为他送行。

和矿上的工程师握别后，刚一转身还没走几步，又听到后面有人在喊他："哎！停一下。快去接长途电话，从兰州打来的。"来人是县邮电局的一位熟人，说是兰州来电话找他。他怀疑邮电局是不是听错了，兰州没有一个认识的人，谁能打来电话，真奇怪！

到邮电局拿起听筒一听，一个熟悉的声音使他又激动又惊奇：原来电话是师弟王竹修打来的！

自从王竹修去西安合作事业管理处工作后，两人再也没有见过面。从电话中得知，前不久，合作事业管理处已搬迁到兰州，王竹修随单位也去了兰州。凑巧的是，王竹修刚才打电话到凤县县政府，从叔父那里得知师兄刚走不久前往四川的消息，心里很是着急，估计人还没走远，便试着把电话打到双石铺，看能不能堵住师兄，结果巧上加巧，还真的找到了。

王竹修在电话中恳切地请求师兄说什么也要到兰州来看一看他，见一面后再去四川。师弟近似哀求的话语使李少波实在不忍心就这么离去，他只得答应王竹修的要求。

就这样，入川的计划又一次"搁浅"了！

十八、别凤赴兰

第二天一大早，他就去路旁等车。这几年常在外面跑，认识的司机很多。等了好长时间，过往的汽车倒不少，但都不去兰州。好不容易等来一辆，驾驶室里还坐满了人，车上装的是汽油桶。司机让他再等等，路途远，最好能坐在驾驶室，但他执意要走，没办法，只能把油桶挤紧一些，腾出点地方坐上去。

车开得很快，在崎岖的山路上摇晃颠簸，感觉浑身不自在。他坐的地方又很窄小，旁边都是油桶，动也不能动，难受极了。好不容易在天快黑的时候到了天水，但不知怎么回事，两条腿像灌了铅一样，动弹不得，一动就钻心一样疼。全身也都僵直、麻木了。别说下车，站都站不起来。

司机见状，连忙叫了几个人把他从车上抬到了旅馆。他就势靠在床上，休息了一阵也没缓过来。硬撑着在澡堂里泡了一会，自己做了做推拿，拍打了一阵，结果还是没起任何作用。他坐在床边暗自发愁：这个样子明天还能走吗？

就在他一筹莫展的时候，忽然他想起了自己学练过的站桩功。试一下，或许能起作用。腰腿疼痛站不住，只有先坐着，放松全身，凝神调息。坐了一会儿，只觉腿上慢慢的有劲了，这才用手支撑着，扶着床头，勉强扎起马步。大约过了一小时，明显感到腰部有气机活动，但怎么也过不去，疼痛感似乎更加剧烈。他咬着牙，强忍着站下去，站着站着，只听"轰"的一声，振得耳朵嗡嗡作响。就这么一振，觉得气"哗"的一下全上来了，浑身顿时轻松了许多。收功后，他连续地下蹲、站起，如此反复试了几下，感觉哪里都不疼了！

第二天一早，他把一个很重的箱子一人提上了车。大家都感到不可思议：昨晚还让人抬着，过了一夜竟然能干重活了！

20 年后，他的好友，甘肃著名骨科医生郭钧甫在为他体检时发现，他竟有陈旧性的压缩性骨折的痕迹，问是怎么回事。他很纳闷，想来想去，莫非是 1941 年来兰州的路上搞的？难怪当时疼痛难忍。遗憾的是，当初并没有意识到是骨折，不然，及时采取措施或许会更好一些。

到达兰州的这一天是 1941 年 10 月 5 日，农历八月十五。巧极了，1936 年他到西安也是这一天。

真是有缘千里来相会，王竹修见到师兄，一下子扑过来，拥抱着不知说什么好，那个高兴劲儿就跟小孩子似的。在李少波没到之前，王竹修已经自豪地把师兄介绍给了周围的同事，大家都盼望能快点见到这个有本事的人。现在终于见面了，大家都围在他的身边，好像很早就认识似的，相谈甚欢。

兰州是个山水之城、瓜果之乡。中秋之夜大家能在黄河之滨的古城相逢，真是件大喜事。除共同赏月叙旧外，月饼、瓜果自然是少不了的，摆了满满一桌子。大家一边品尝，一边聊天，都希望李少波能留在这里，不要去四川了。其实，王竹修他们之前已向管理处负责人做了汇报，建议由处领导出面把李少波留下来。

翌日上午，合作事业管理处给他送来了委任状，接收他在管理处工作。

他一时感到很为难，连忙解释："我到兰州只是来看望一下师弟，待上几天就要走，不是来找工作的。"

处领导和其他人都苦口婆心地劝他留下来工作，还没等他说话，王竹修他们几个就拽上他，说是先上街转转再说。

没想到，就这么在街上一转，便把他留到了兰州。

20世纪40年代的兰州城，规模不大。城中心实际上只有一个丁字小广场连着3条街，一个十字路口连着4条街，而且还有交叉重复。况且，合作事业管理处就在十字路旁，不一会就转完了。

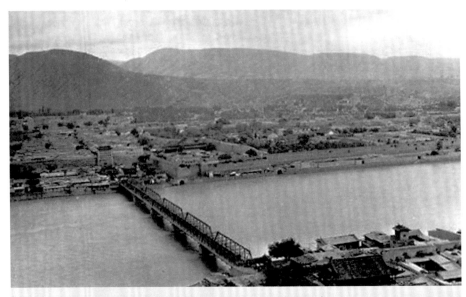

20世纪40年代兰州城的黄河两岸

当他们准备往回走时，忽然看到一家店铺的墙上贴了一张告示，跟前围着很多人。走过去一看，原来是光华国医学社的招生启事，一年为一期，重点学习《伤寒论》，主讲教师为甘肃著名中医于有五。

于有五是我国中医大家施今墨的弟子，为华北国医学院第一届毕业生，对《伤寒论》的研究造诣很高，著有《伤寒论讲义》《施今墨先生医案选》

等，中医理论深厚，医术独到，当时在甘肃省很有名气。几十年后，于有五的儿子于己百就任甘肃中医学院院长，李少波与其共事，互相以师兄弟相称，这是后话。

李少波看到这个启事后，很是感兴趣。对学习中医理论知识，他一直非常向往，苦于没有机会。他心想：大家都要我留在这里，我如执意离去，实在有悖人情。现在又看到国医学社招生的启事，也很有吸引力，大概命中注定自己就应该留在这里。既然这样，不如留下来，一边工作，一边学习。于是，他接受了合作事业管理处的委任，答应在这里工作。

中篇
实践出真知
（1942～1982）

上古之人，其知道者，法于阴阳，和于术教，食饮有节，起居有常，不妄作劳，故能形与神俱，而尽终其天年，度百岁乃去。

《内经·素问·上古天真论》

昔者圣人之作《周易》也，幽赞于神明而生蓍，参天两地而倚数，观变于阴阳而立卦，发挥于刚柔而生爻，和顺于道德，而理于义，穷理尽性，以至于命。

《周易·说卦传》

第六章　立志医道

光华国医学社的招生启事吸引了李少波，他想利用在合作事业管理处工作的方便，进一步系统地学习《伤寒论》，以巩固过去所学的中医知识，为深入钻研医道打下良好的基础，以便理论联系实际，更好地进行医道实践。

十九、攻读《伤寒论》

合作事业管理处在兰州城的繁华地带，业务性质主要是面向农村，发放银行贷款，调拨农用物资，扶持农业生产。

第一天上班，走到管理处大院门口，首先映入眼帘的是一面高1米多、长10多米的照壁，上面8个大字赫然在目，"人人为我，我为人人"。他对这句话很感兴趣。心想：人人都能为别人着想，每个人都是奉献者，每个人又都是受益者。这样，人与人之间的关系不就和睦融洽了吗？社会也不就太平安宁了吗？看来到这个单位工作没有错。

管理处负责人得知他在凤县干过一段收发主任，即安排他到收发室上班，重操旧业。

不同于凤县政府的收发工作，这儿的收发室除收取信件、报纸、接听电话外，就是登记来访办公的人员，相对比较清闲，这就为他学习医学知识提供了时间上的便利。

从此，他在这里一边工作，一边学习，倒也很愉快。

1942 年 9 月，他报名参加了光华国医学社举办的第二期培训班。

光华国医学社是毕业于华北国医学院的著名老中医施今墨创办的。兰州的培训班由他的弟子于有五主讲，主要讲《伤寒论》。参加培训的都是有一定中医基础的人，讲课时间很合理，是晚上的工余时间。

中医方脉学有两个分支，分别是经方和时方，两者对于中药的理解和运用各不相同。凡尊《伤寒论》《金匮要略》等医籍中的方剂为经方的，称为"经方派"；凡汉代张仲景以后的医家所制之方为时方。后世医家主张，可用古典医方之法而不必拘泥于它的药物组成，临床治疗所开处方多用宋代以后的时方，或按病症之实际情况自行处方用药的，称为"时方派"。

李少波从事中医，除祖父、三叔言传身教外，入门功夫从理论上讲，还是以读《伤寒论》开始的。如单从中医把脉开方治病的角度讲，他应该属于"经方派"。

《伤寒论》是汉代医学家张机（字仲景）所著，是我国现存方书中最古老的一部。书中共载 397 法，收录 113 方（佚 1 方），运用药物 80 余种。这部划时代的中医经典，"盖古经皆有法无方，自此始有法有方。启万世之法程，诚医学之圣书"，充分体现了医家的人道主义精神，自古以来都被学习中医者视为必读经典。

李少波之前已经治过不少病，初步积累了一些经验。特别是在凤县时，还赢得了不少人的信任和好评。他曾经也读过《伤寒论》，但所得的比较零碎，没有形成系统而完整的体系。抓住这次培训班难得的机会，他学习非常刻苦。每次听课都认真作笔记，反复思考所学的内容，与以前治过的病进行对照，以加深理解，努力把书本上的理论变成自己的学问。他经常挑灯夜读，对《伤寒论》所创立的"八纲辨证"和"六经论治"的辨证论治原则心领神会。对其中所论及的病因，表、里、半表半里等各层次的症状，以及所用方药，他将其中的主要部分全都背诵了下来。

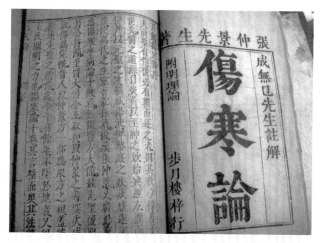

伤寒论

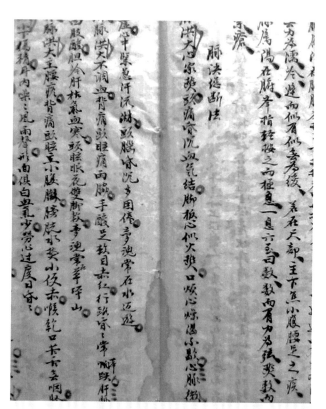

李少波学习圈点的《伤寒论》

通过一段时间的刻苦学习，他认识到，《伤寒论》的贡献首先在于发展并确定了中医辨证论治的基本法则，按外感热病的证候创造性地归纳为太阳、阳明、少阳、太阴、少阴、厥阴六个证候群，以及阴阳、表里、寒热、虚实八个辨证纲领。以六经来分析归纳疾病的产生、演变和转归，以八纲来辨别疾病的属性、病位、邪正消长和病态表现，进而做出证候诊断，然后论治，依法立方，依方用药。每个证候群定相应的主药，其副药视其兼证而加减之。如太阳病有汗用桂枝汤，无汗用麻黄汤；少阳病的寒热往来、口苦、咽干、胸胁苦满，则以小柴胡汤为主；阳明病用白虎汤；腑证用三承气汤。分经以明病之深浅，用药制止病毒之蔓延。六经辨证所用的方药，虽各有子目，但如生搬硬套，难免出错。病变万端，医须明察，所谓"病有千变，药亦千变"。医者最重要的是诊断准确，辨证论治，对症下药。

一年的系统学习，他的收获很大，结业考试成绩优良。在培训班结业时，他是这样说的："由于讲课教师学术高深，经验丰富，既讲清了古典哲学的实质，又印证了当代生理科学。说明了健体自然之本态，认清受邪之病机，使用药物性能之专长，祛除病变而复正之宜，医者之于病也洞若观火。因此，一年学习感到非常充实。"

鉴于他在培训班学习成绩优良，又有中医、针灸的实践经验，结业时，国医学社即聘他为针灸学教师，拟举办第三期培训班，主要讲针灸，他欣然接受了聘请。遗憾的是这个班只办了半年，就因故而停办了。

在合作事业管理处，他还义务为患者治病，被传为佳话。

一次，经同事介绍，一位患者找他治病。患者自述小腹右下方疼痛，有医生诊断为阑尾炎。疼痛的部位是阑尾部，他用手一按，患者说不太疼，再一按，患者称疼痛感到了肋骨上面。以他的经验判断，这不是阑尾炎，而是中医所说的"郁气"，即气机郁滞症。

这种病一般都是外在因素所致，有的因为生气，有的因坐卧姿势不当而造成。

诊断清楚后，他决定用点按"章门"穴的方法治疗。"章门"为脾脏募穴，该穴位于人体的侧腹部，第 11 肋游离端的下方，其功能为疏肝气，调五脏，和脾胃，化积滞。他随着患者的呼吸点按了几次，患者便感到气顺胆经而下。继续点按片刻，只听患者高兴地大声说："好了！好了！不疼了。"

太神了！患者拉着他的手，感动地不知说什么好。一旁观看的同事也在暗暗称奇。

二十、挂牌行医

1943 年 8 月，合作事业管理处调换领导班子，随之对工作人员也做了调整，王竹修等人离开了管理处。见此情况，他也产生了自己开诊所、以行医治病为业的想法。

事有凑巧，原在陕西省建设厅工作，曾到凤县办铁矿的工程师王连庆，他的师弟在兰州地质调查所当所长。这个所前身是地质调查队，从北平迁来，人手紧缺。王连庆在凤县时就认识李少波，深知他的为人和能力。当耳闻他不愿在合作事业管理处待下去的消息后，便很热心地介绍他去地质调查所工作。

1943 年 9 月，他被地质调查所聘为特邀医师。主要为该所员工看病，兼管所里的事务工作。

到地质调查所上班的第一天，他诚恳地向所长谈了自己不擅长行政事务，一心从医的打算。所长知其志向，同意他开诊所，除给该所员工看病外，挂牌面向社会治病。

从此，在兰州城的南关附近（今庆阳路），"李少波诊疗所"成立了！

就在他刚要挂诊所的牌子时，街上走来一对男女。只听男的说："瞧！这儿有医生，干脆在这里看看吧。"

刚开业就有人上门就诊，作为医生自然非常热情。

来人是一对夫妇，女的自诉患有妇科疾病。

李少波经"望闻问切"后，对症下药，开了药方，叮嘱服用方法，很是认真。夫妇二人看到这个医生一丝不苟，心里很感激，随即拿出钱硬往他手里塞。见到患者给钱，他怎么也不好意思接，感到很别扭。君子不言财，推来推去，就是没有接过来。夫妇俩无奈，只好千恩万谢地走了。

以后好长时间，给患者看病，他都坚持不收钱。

不知这事怎么让阿干煤矿当矿长的一位朋友知道了，这位矿长特意找到他，对他劝说道："你给患者看病，热情周到是应该的，但不收钱怎么能行呢？你想想，现在你没有其他收入，不收钱生活怎么办？"

看到李少波面有难色，这位矿长干脆写了一个"诊病收费标准"，贴在了诊室墙上。随后又托人在皮革厂订制了一个皮包，让其放在桌子上。对他讲："你不愿意用手去接钱，让患者把钱装在包里总可以吧？"

在诊疗所，他根据以往治病积累的经验，结合《伤寒论》要义，治愈了不少患者的疾病。

有一次，玉门油矿兰州办事处一位青年工人患病，找了好几个医生，吃了不少药，都没治好。办事处一位干部带这个青年工人找到了"李少波诊疗所"。

经询问，该患者小便发黑，浑身酸疼，把脉后诊断为感冒，属阴寒症。他便用《伤寒论》方子"阳旦汤"施治，患者仅吃了一剂药就痊愈了。

过了几天，这位干部带着那个青年工人，特意到诊所来感谢，说："多少药吃了都不见效，没想到只吃了你的一剂药，病就好了，真是'一剂灵'啊！"之后，"一剂灵"这个称呼便在社会上传开了，来诊所应诊者越来越多。

针灸治病也初显手段。有一天，他接待了一对新婚夫妇。女的称已怀孕，最近经常感到肚子疼，还不断流血，心里很害怕。

李少波根据症状确诊为流产的征兆。要保胎必须得冒险用针法，针刺两侧"内关""公孙"4个穴位。他记得《八脉交会八穴歌》云："公孙冲脉胃心胸，内关阴维下总同"。公孙二穴，是足太阴脾经穴，通于冲脉；内关二穴，是手厥阴心包络穴。四穴通于阴维脉，四经会合循行之处，在胃心胸之间，故主治胃与心、胸之病。简言之，人体阴维脉维系全身阴经，此脉上行，与"内关"相接后，对心、脾、肾都能起到调治作用。

针刺"内关""公孙"时，医者都十分谨慎，一般不敢轻易用针。也是一时灵感所至，他大胆地选此4穴作了针灸。扎针片刻，患者感到肚子不疼了，下坠的感觉也减轻了不少，舒服了很多。

随后，他又开了一个保胎的方子，主要的几味药是白术、杜仲、续断、桑寄生、阿胶、艾叶之类。

《本草正义》云："妊娠养胎，依赖脾土，木能健脾，故主安胎。"白术有其效矣。

《本草求真》云："杜仲，气味辛温，入肝而补肾，肾虚则胎元不固，固可用些温补以固胎元。"

《本草汇言》云："续断，补续血脉之药也。所损之胎孕非此不安。"

《药性论》云："桑寄生，能令胎牢固，主怀妊漏血不止。"

《神农本草经》载："阿胶，主女子下血，安胎，久服益气。"《本草经疏》亦云："阿胶，主女子腰腹痛，胎不安。"

《药性论》云："艾叶，止崩血，安胎止腹痛。"《本草纲目》亦云："艾叶，治少腹痛，调女人诸病，颇有深功。治妊娠及产后下血，尤著奇效。"

表面看来，李少波所用方药和别的医生没有多少区别，但在药量、剂型、用法上则有其独到的地方。

开好后他嘱咐患者如何服用及注意事项，夫妇俩取药后高兴而去。

事后，他一直在想治疗效果究竟如何，可患者却不见再来。知道患者住城外耿家庄，但当时有一条不成文的规矩，除延请之外，医生是不能随便去患者家的，所谓"道不轻传，医不叩门"，只好作罢。

忽然有一天，他在街上碰到了患者，见其腹部隆起，便问："你的病好些了吗？"

对方发现是给她看病的医生，高兴地说："李大夫，真是太神奇了！扎针后吃了几剂你开的药，全好了。这不，都在这里写着呢。"患者不好意思地指了指肚子。

后来，那位患者顺利地生了一个男孩。全家人很高兴，特意跑到诊所感谢李少波。

因为此次治病，他和这家人结下了深厚的友谊。多少年来他们一直互相来往。那个男孩现已70多岁了，至今知道此事的人还和他开玩笑："当初要不是李大夫的一针，哪有你！"

1943年10月，他参加了全国中医师选录考试，结果成绩很好，综合成绩排在所有应试者的前5名。国民政府考试院很快便颁发了中医考试及格证书，卫生部也颁发了《中医师证书》。这就意味着李少波已成为了一名正式的医生，这是他早就盼望的结果。

转眼间，他到兰州已经3年多了。有一位朋友看他长期孤身一人在异地他乡忙碌工作，无暇顾及生活琐事，便热情地给他介绍对象。双方接触后，都感到满意。1945年初，在友人们的张罗下，他在兰州举行了婚礼，时年36岁。

妻子陈瑞华，原籍甘肃临夏，从小随哥哥生活。先在陕西西安读小学，后在陕西汉中上中学，毕业后迁居兰州。中华人民共和国成立后任小学教师，一直到退休。

二十一、受邀赴青

婚后生活稳定了，他一边在诊所治病，一边抽空练习"吐纳"，并重温《内经》《道德经》《周易》等经典，据此而探索"吐纳"的治病养生机理。

合作事业管理处调整人员后，王竹修等10多人去了青海省。他们分别任职于设立在西宁市的建设银行和实业银行。

青海地处偏远，缺乏人才，不断地从兰州调人，先后通过各种关系调走了不少人。医务人员更是紧缺，尤其是主治医生寥寥无几。

建设银行和实业银行在青海西宁算是大单位，员工较多，但医务室没有能拿得起的医生。王竹修深知师兄的医术和本领，便向银行领导如实作了介绍，推荐李少波来这里当医生。银行领导求之不得，立即发聘书，请他做特邀医师，来西宁工作。

他在兰州的诊疗所办得有声有色，且刚生下一女，还不满一岁，本不愿去西宁。但王竹修等朋友软缠硬磨，非要他去，以便和朋友们朝夕相处，他只得答应前往。

1947 年 6 月，他举家到青海省西宁市。

青海省两个银行早就为他盖了 5 间房子，用于他的日常居住及诊疗所。因此，他一到西宁马上就挂出了诊疗所的牌子，除为银行员工治病外，还面向社会接诊。

西宁人得知从兰州来了一个高明的大夫，刚一开业，不少患者都来就诊，诊所一时门庭若市。他精心施治，在西宁治愈患疾不计其数。

刚到西宁的这一年深秋，有一个绅士派头的人来到了诊所，自称姓苏，声称夫人患病多日，请李少波到家里去看一看。

李少波二话没说，急忙起身前往患者家里。

到了患者家里，发现这位躺在床上的女人年龄 40 岁左右，面孔蜡黄，有气无力。望诊：疲劳有余，精力不足，面色萎黄，眼圈乌暗；闻诊：少气懒语，说话无力；问诊：头晕眼花，体倦乏力，经量过多，食欲不佳，夜间盗汗，常有心怯害怕之感。尤在冬天稍受风寒则咳喘绵绵，请多位名医治疗，均疗效不佳。

李少波通过切脉，认为患者是气血两虚，以血虚为主。用现在流行的说法解释就是免疫力差，血色素低，白细胞少。

当时正值寒露时节，应是进补的时候。中医讲天地人合一，冬天将到，天地收藏，人亦收藏，人体储天地之精华，运化至春天"生发"。

据此，李少波在诊所用20多味药精心调配了一种"大补膏"，嘱患者服用。患者服用10天左右效果明显，40多天痊愈。一个冬天持续服用，病无复发。翌年春天，接那位苏姓绅士的报告，称夫人现在容光焕发，语音有力，食欲大增，睡眠香甜。听到这个消息后，李少波心里踏实了许多。

可是，谁曾料想，这个患者的事情还没有完结。那年清明节过后的一天，苏绅士突然来诊所，很沮丧地诉说，夫人病又复发，肚胀难忍，请李少波速去看看。

来到苏府后，听患者说："近日患病，服大补膏无效，病情有加重之势。"经询问，得知患者不思饮食，两三天大便不通，腹胀如鼓。问其前因，原来苏夫人见大补膏效果神奇，竟然连续服用至"惊蛰"，弄得吃不下饭，大便不通，肚子越来越胀。李少波知道后，不禁笑出了声，对苏家人说："物极必反，再神奇的药，吃多了也是害！大补膏春天吃一段时间是可以的，但时间不宜过长，一般不要超过'雨水'时节，否则就会过补滋腻而滞胀！"恰在这时，他又看到了苏夫人喝的是一种红茶。于是告诉苏家人说，冬天喝红茶暖胃和脾，利于滋补，到了春天就应该喝花茶舒肝理气。他叮嘱苏夫人："你现在就改饮花茶，喝几天就会有很好的效果。"苏家人听后，一个个满脸狐疑，心想喝茶还能治病，真是闻所未闻。他说："你们别不相信，这样做是有道理的！"接着，他给苏家人讲了一些养生的常识。

他说，冬天是闭藏的季节，五行属水。天寒地冻，这个季节要早睡晚起，充分享受阳光，使身上的阳气潜伏下来，存于体内，保护五脏六腑。这是养藏之道。假若违反了这个原则，肾脏肯定就会受到伤害。

春天是升发的季节，五行属木。天地俱生，万物以荣，就像小孩子一觉醒来，出门活蹦乱跳。这个季节应早睡早起，多多参加户外活动，吐故纳新，将冬天吸入的二氧化碳吐出，吸进新鲜的氧气。人体内的阳气，这时便融于大自然的春天之气。如果不按照这个法则行事，肝脏就会受到伤害！

他最后说："我所讲的这些，并不是我的发明，而是老祖宗留下来的。《内经》有关四季养生讲得非常透彻，有兴趣的话，你们不妨找来读一读，会有很大收益。"

李少波的一席话，犹如醍醐灌顶，一扫苏家人先前的怀疑，一个个点头称是，对眼前的这个医生肃然起敬。

果不其然，大约过了一个星期，苏绅士来到了诊所，说夫人喝了几天花茶，肚子不胀了，吃饭睡眠都正常了。对李少波的医术佩服得五体投地。

又有一次，青海省商会会长来到诊所，一进门就声色俱悲地说："李大夫，我有个孩子，现在已经不行了，请您去看看。"

生怕医生有顾虑，接着又急切地说："死马当作活马医，好与不好都和大夫没关系！"

情况紧急，刻不容缓，他连忙带上医疗用具，匆匆随会长而去。

原来会长的女儿在打篮球后，因口渴难忍，直接对着自来水龙头喝了一肚子生水。当时觉得很痛快，可回家后肚疼如绞，吃什么药都止不住。会长很着急，请了两名西医前去会诊，结果守了一天一夜，也没任何好转。无奈之下，有一名医生提出让会长请李少波来看看。

听了生病的原因，他心里已有了数。随即摸了摸脉搏，用听诊器听了听心脏和腹部，只听肚子里有像水滴在铜盆中的声音，医学上谓之"气过水声"。

他当即断定这种症状应该是肠梗阻，决定用针灸治疗。先扎两个"公孙"穴，一行针，患者的气便随腿内侧上传至腹部，肚内汩汩作响，患者说舒服多了。然后，他又扎了两个"内关"穴，气随之而达心窝部，说明脾经和心包经会合。这时，只见患者睁开了眼睛，说要吐。他连忙扶起，用手轻拨膀胱经片刻，"哇"的一声，水从口中喷出，足足吐了大半盆，一摸吐出的水还是冰凉冰凉的。

随后，他又开了药方，为"大黄附子细辛汤"，目的是把腹内的积水排泄干净。

第3天，会长兴冲冲地来到诊所。见面双拳一抱，连声道谢："李大夫，孩子的病全好了，你真是华佗再世啊！"边说边在桌子上放了一大摞银圆，一定要让他收下。

见此，他忙说："孩子病好就行了，何必那么客气。我们交个朋友，钱还是请你带回。"

会长收回银圆说："我从来没有见到过你这样德高艺精的医生，这个朋友我算交定了！"

一个月后，他收到了商会会长送来的请帖，请他去一个饭庄吃饭。

走进饭庄，看到场面很大，摆了10多桌。宾客大都是商业伙伴，有不少是头面人物，原先给会长女儿看病的两位西医也在场。

会长一见李少波到来，急忙迎上去，热情地拉起他的手，走到主席位，大声介绍道："各位知道吗，西宁城里来了一位医道高尚、医术精湛的医生。就是这位医生，他救小女于奄奄一息之中，并且不收分文，太难得了！"

人们随即投来了敬仰的目光，热烈的掌声骤然响起。

李少波连忙鞠躬致意，谦虚地说："雕虫小技，何足挂齿！作为医生，治病救人是分内之事，应该的。"

接着，两位西医向大家详细地介绍了李少波治病的经过，并对他的医术给予了高度评价，全场再次响起了热烈的掌声。

从此，他在西宁成了大名人。

二十二、东去省亲

1948年下半年，由他亲自主办的兰州西北科学针灸培训班即将开班。

为做前期准备工作，他一家 4 口（在西宁生得一子）离开西宁，回到了兰州。

到兰州后，顾不上休息，便立即投入到编写针灸学讲义的工作中。

针灸是我国宝贵的医学遗产之一，有着几千年的悠久历史。其疗法不仅对中华民族的繁衍昌盛起了重要作用，而且对世界医学也有着深远的影响。针灸起源于我国新石器时代，当时被称为"砭石"，后来逐步发展。最早论述针灸的医学经典当数《内经·灵枢》，详细地记载了经脉、腧穴、刺灸方法。随着时间的推移，针灸方面代有名人名著。汉代扁鹊的《难经》，晋代皇甫谧的《针灸甲乙经》，唐代孙思邈的《备急千金要方》《千金翼方》，唐代王焘的《外台秘要》，北宋王惟一的《铜人腧穴针灸图经》，元代滑伯仁的《十四经发挥》，明代杨继洲的《针灸大成》，清代廖润鸿的《针灸集成》等，均在我国针灸学史上具有重要地位，发挥了积极作用。其中《内经》《甲乙经》《针灸大成》三部著作影响更为深远，为学习针灸学的重要参考书目。

针灸治病是以脏腑学说、经络学说等中医基本理论为指导，在临床上运用"四诊"观察病情，按阴阳、表里、寒热、虚实进行八纲辨证，对各种不同证候进行分析归纳，以明确疾病的病因病机，辨别疾病的性质，确定病变属于哪一经脉、脏腑，辨明它是属于表里寒热虚实哪一类型，以做出诊断。然后根据辨证，进行相应的配穴，依方施术，以通其经脉，调其气血，使阴阳归于相对平衡的状态，使脏腑功能趋于调和，从而达到防病治病的目的。

针灸把人体病症分为 12 个证候群，其划分标准，不是根据解剖而来，而是根据经络路线，自某处起至某处止的理论而定。凡人体患病时，必有始病之初，又必有其痛楚之区域。以区域划分，可分为 12 种，故称十二经。在针灸学中，十二经是主要讲题，十二经是脏腑气血在躯体内循行出入的道路。在辨证施治上，不仅针灸以此为准绳，而且中医内外科探索病源，也得以此为依据。

李少波在编写讲义时，理论联系实际，紧密结合自己治疗疾病的体会，对基本原理、施术手法、治病机理等都做了详细生动地叙述。他提出：

"治针之道，贵在治神。治神之义有二，一为医者，二为患者。医者治神，是要修炼，使身心健康，神足气壮。在诊断过程中，患者已接受了良好影响。施术时以目制神，能使患者神凝而不乱思，神随针入，病无不效，斯为上工。患者被术后，示以凝神调息，注意针所，则气机活跃，经脉畅通，去病神速。"

1948年10月，针灸培训班如期开学，他亲自为培训班担纲。

就在解放兰州的隆隆炮声中，针灸培训班仍没停办。直到1949年9月底，满一年后结业。

1949年10月1日，毛泽东主席在北京天安门庄严地向全世界宣告：中华人民共和国中央人民政府成立了！

随着全国的解放，社会的安定，他顿发思乡之情，思念远在数千里之外的家中亲人。

1949年深秋，他偕妻子和儿女，离开兰州，踏上了东去河北故乡省亲的道路。

那时交通不便，有些地方不通火车，也没有汽车，只能坐马车或者步行。他和妻子拖儿带女，坐汽车翻甘肃华家岭，过六盘山，经平凉进入陕西，时而坐车，时而步行，到西安后稍作休整。这时已是寒露节气，天气越来越凉，他们不敢久停。过潼关，由风陵渡坐船过黄河，进入山西。随后经侯马、临汾北上榆次，再东至阳泉，出娘子关进入河北，经石家庄到安平。一路上千辛万苦，历时一个多月，终于在入冬前回到阔别13年的家乡。

和全国其他地方一样，家乡人民扬眉吐气，喜气洋洋搞生产。一家人团聚，更是喜上加喜。说不尽的心里话，享不完的天伦之乐。

他在家乡住了一个冬天，1950 年初又喜得一女。孩子满月后，已是春暖花开。习惯了工作的人，长期闲居总觉不适应。不久他便偕妻小前往北京，决定在那里行医。

刚解放的北京，到处在搞建设，各方面还不是很完善，对闲散人员不断地进行清理。李少波一家进京后，住在东城区演乐胡同的一位亲戚家，申报了户口。随后，便在住地附近开设了诊所。

北京毕竟是大城市，医院多，因此，来诊所就诊的人不是很多。但由于他的儿科理疗推拿法有独到的疗效，一时间在诊所附近为大家所熟知。

小儿脏腑娇嫩，为稚阴稚阳之体，容易感受外邪，出现出汗、发热、咳嗽、流涕、鼻塞等症状。小儿自制能力弱，饮食不知饥饱，容易饮食积滞，出现拒食、腹胀、腹泻、尿少等症状。小儿亦不会言说自己的痛苦，全靠大人的观察和医生的判断，所以儿科又称之为"哑科"。小儿不愿吃药，要强制喂药，药物治疗比较困难。

李少波早年得到真传，加之自己的研究探索，在非药物疗法上积累了丰富的经验，尤其擅长用推拿治疗常见的外感发热、泄泻等儿科疾病。

一个偶然的机会，北京一位铁路工人，抱着他不满 3 岁的孩子来到李少波的诊所。声称孩子腹泻多日，打针不见效果，吃药就吐，不知中医有没有办法。

李少波想，既然药不能吃，何不用推拿法试试。

征得孩子家长的同意，他第一步先推"五指经"，先从左手开始，依次是拇指、食指、中指、无名指、小指，每一指立轮推 300 次，然后换右手推 300 次；第二步旋推"手掌大小鱼际"，大鱼际属脾土，小鱼际属水，旋推 100 圈，此为"运土化水"；第三步"运八卦"先推左手心，逆时针推 50 圈，顺时针推 25 圈，然后以同样方法推右手；第四步"捏脊通经"，从尾骨旁开一寸五分开始，两手食指相对平置，拇指挟持背部膀胱经，皮部经筋，均匀推提，推行至大椎穴旁开一寸五分，推至第五遍到达脾胃腧穴时，只听发出"啪"的响声，全部操作结束，前后大约半小时。

停下来后，他告诉孩子家长："你不必再让孩子打针吃药了，推拿完后应该已无大碍。"

孩子家长将信将疑，但看到医生态度诚恳，也没有再说什么。

一个星期天的早上，诊所刚刚开门，只见孩子家长拿着一面锦旗，走进门来。一见面就说："真是太谢谢你了！孩子经你调理后腹泻第二天就好了，很神奇啊！"

边说边展开锦旗，一看上面写着"妙手回春"四个大字。

消息传出后，带小儿患者来诊所就诊的人纷至沓来。他根据病症，分别用推法、指揉法、提捏法，按法调治，均获得了很好的疗效。

他的儿科推拿法，手法独到，效果显著，手法属于自然疗法与中医外治法结合。

为使这一宝贵的理疗方法不致失传，他在北京的弟子迟宝平积极倡导，挖掘整理，使之传承了下来。他的弟子，北京中日友好医院医学博士贾海忠聆听口授，将其整理成册，同时吸收了兰州真气堂的儿科推拿病案，编撰了《李少波真气运行针灸推拿实践》一书，2012 年 7 月由中国中医药出版社出版发行。

1951 年初，甘肃省建设厅一位工程师上北京开会，顺便去看望他。

刚一见面，这位工程师就悄声告诉他："李大夫，赶快回兰州吧！听说中苏两国谈判出现了分歧，可能要打仗。"

对于一个行医的人来说，环境安定是第一位的。他想既然有此消息，还是去兰州为好。

此外，还有两个原因促使他离开北京。一是兰州针灸培训班的学员在等待他上课，不断来信催促；二是妻子长期生活在西北，来北京水土不服，常感不适，经常说想要回兰州。

1951 年 4 月，他一家 5 口又回到了离开一年多的西北古城兰州。

从此，他便在甘肃兰州扎了根。

第七章　献艺藏区

　　李少波一到兰州，不顾旅途劳顿，马上到针灸培训班去上课。当时，甘肃和全国一样，百业待举，百废待兴，迫切地需要各方面的人才。本来，他完全可以继续在兰州办诊所，但原来和他一起在合作事业管理处共事的一位朋友，不久前调往洮河林场任场长，知他回兰州的消息后，专程赶来聘他为特邀医师，让他去林场医务室工作。朋友的请求不好推辞，针灸培训班的课上完后，他便赶赴洮河林场。不料，这一去，在林场倒没干多长时间，却在附近的卓尼县参加了工作，一待就是10年。期间，他除正常工作外，还结合自己以前练过的吐纳导引，观察临床运用疗效，总结出了一套中医养生保健方法，真气运行学术初显端倪。

　　二十三、尽职尽责

　　洮河林场位于临潭县，离兰州400多公里。临潭，古称洮州，地处青藏高原东北边缘，属青藏高原与黄土高原交汇过渡地带，位于甘肃省南部，甘南藏族自治州东部，是农业区与牧业区，藏民区与汉民区的结合部。这里属陇南山地的北秦岭之西端，海拔多在2500米以上，北部、中部和南部的主要山峰海拔都在3000米到3600米之间，山大沟深。林场职工大多都在洮河岸边的山沟里。

　　1951年7月，他应聘到洮河林场医务室做特邀医师。

在那里，他克服了高寒地区的各种困难，深入深山老林，翻山越岭，每天往返数十里，坚持为患者服务。

为方便附近的藏汉群众就诊，征得林场同意，1951年10月，他在临潭县城设立了个人诊所，行医看病。

那时候，少数民族地区缺医少药，有从兰州来的医生看病，人们自然非常欢迎。方圆百十里的患者都慕名前来，找他治病。在一年多时间里，经他用中医、针灸治愈的藏汉患者不计其数。

和临潭县毗邻的卓尼自治区，很多患者也都远道而来找他看病，有一些人看到他医术高明，便极力向领导部门举荐，欲请他到卓尼人民医院工作，得到了自治区领导的同意。

1953年1月，时任卓尼自治区行政委员会主席的杨复兴（藏族，后任甘肃省人大常委会副主任等职），派人专程到临潭，请他去卓尼的医院工作，他遂将妻小（1952年又生一女）送往兰州，随后即赴卓尼自治区人民医院报到。

卓尼，位于甘肃省南部，甘南藏族自治州的东南部，境内海拔2000～2920米，地处甘南高原与陇南山地的交接地带，气候寒冷，四季不分明，年平均气温为4.6℃，无霜期平均89天。

自古以来，这里的读书风气较浓。因此，卓尼的藏族人士，有不少在外地工作。在甘肃省的藏族干部和知识分子中，以卓尼人居多。

在卓尼自治区医院工作期间，他踏遍了那里的山山水水，每一个村庄牧区都留下了他的身影，他用自己独特的治疗手段治愈了一个又一个患者。

刚到卓尼自治区医院不久，某天门诊来了一位患者，自诉胃疼得厉害，还吐血，吃不下饭。例行检查后，认为不是一般的肠胃病，但必须先用针灸治胃痛。

李少波首先在四肢各扎一针，然后在"中脘"穴上扎了一针。

患者过了一会儿说："病抽回去了！"

病怎么会抽回去呢？这引起了他的思考，看来这病不可能一次针灸就能治好。

第二天，患者对他说："李大夫，不知怎么回事，我回去后病又从下面上来了。"

听患者一说，他已明白了是什么病，问患者大便情况，患者说如面条状。根据他的经验，判断此人患的是绦虫病。

治这种病得用"槟榔""使君子"两味中药，随即便开了一个方子。

患者看了看药方，忙说："这个药我以前吃过不少了，一点都不起作用。"

他笑了笑说："药虽然一样，但吃法不一样。你按我说的办法，保证有效果。"

患者将信将疑，心里直犯嘀咕：都是同样的药，能有啥不同的疗效？

李少波将取来的中药碾成粉状，让患者全部生吃了下去。然后把"大黄"用开水泡上。过了半个小时，把泡好的"大黄"水让患者喝了下去，叮嘱不要离开。

大约过了一小时，患者坐不住了，说要上厕所。不知怎么回事，好长时间也不见患者从厕所出来。他连忙跑去一看，原来患者在露天厕所里迷迷糊糊地睡着了，大便排了不少，还有两条绦虫。有一条一头还在肛门里，另一头已经被乌鸦叼到房顶上了。他急忙推醒患者，只见患者"呼"地一下站了起来，说自己感觉舒服多了。

进屋后患者便问："一样的药，为啥效果不一样？"

他回答说："以前你都是煎成汤喝，药大部分都让肠胃吸收了，作用自然不大。这次让你生吃，剂量又大，肠胃吸收得少，虫子吸收得多，就把它打下来了。"

患者听后连声称赞："太妙了！李大夫，你真是神医啊！"

有一次，早上刚上班，急急忙忙走来一位藏民，嘴里"哇啦哇啦"说个不停，还打着手势。他听不懂藏语，但从来人的表情和手势来看，断定是找他出去看病。他连忙找到一位懂藏语的医生，询问后才知道：这位藏民的亲戚家有个姑娘，因父亲被抓去劳改，惊慌加着急，得了癔病。找好几个医生看了，还是老样子，连叫都叫不应。

甘肃省卫生厅不久前给自治区医院派了一位儿科女医生，李少波随即让她去看看。谁知去了不久，这位医生垂头丧气地回来了，一进门就对他说："李大夫，这个病我没办法，打针不起作用，还是你去看看吧！"

"走！你带我去。"说完，他带上医疗用具，跟着那位医生到了患者家。

患者已经有六七天不吃饭了，呼吸很微弱，不省人事。

他考虑打针不行，药又不能吃，还是用中医的办法，灸一下再说。他一时找不到艾条，便叫人拿来一支卷烟，点着后在患者的"膻中"穴上熏烤。一支烟刚着完，奇迹出现了！患者眼睛睁开了，也能说话了。知道患者好几天没进食，体质很弱，随后又输了一瓶葡萄糖。只见患者脸色逐渐红润，能从炕上坐起来了，这使大家如释重负。

在返回县医院的路上，那位医生一个劲地对他说："好几个大夫都没办法，你却用一支烟解决了问题，真是不可思议！"

1953年初，甘肃省卫生厅在兰州开办了中医进修学校，第一期招生对象主要是全省各地、县的中医业务骨干。当时提倡"中学西"，要求中医学习现代医学知识。因此，名为中医进修学校，实际上开设的是西医的课程。

他作为卓尼的中医骨干，参加了第一期培训。

1953年4月，他到兰州中医进修学校参加培训学习。在一年的培训中，他系统地学习人体生理解剖、人体十大系统以及各科的生理病理知识。这不仅对他从事中医临床有着指导作用，而且对以后的真气运行学术研究也奠定了现代医学基础。

1953年6月，中央人民政府卫生部向他颁发了由部长李德全和几位副部长签章的《中医师证书》。

从这时开始，他成为了中华人民共和国一名正式的国家医务工作者，时年44岁。

1954年3月，兰州的中医进修班结业，他以优异的成绩领取了《结业证书》，结业后他又回到了卓尼。

1955年，经国务院批准，卓尼自治区改为县建制。

1955年5月，李少波被推选为卓尼县人民代表，参加了卓尼县第一届人民代表大会。

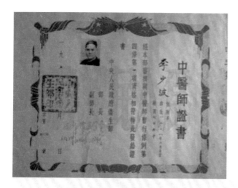
李少波的中医师证书

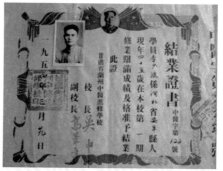
结业证书

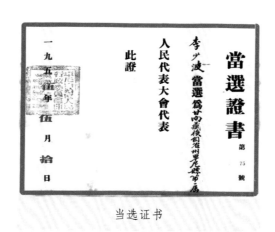
当选证书

1955 年 7 月，卓尼县为了提高全县医务人员的业务水平，决定在县医院举办中医轮训班，参加者除县医院的医生外，还有各乡卫生所的医务人员。主要内容是学习《伤寒论》和针灸、推拿，县医院指定让李少波做轮训班的主讲人。

连续半年多的时间，他白天在门诊看病，到住院部查床，忙得不可开交，晚上还要讲课，尽管很累，但内心却非常充实。经他培训过的医生，有的由西医转为中医，有的还考上了大学。如今甘肃省中医院、甘肃中医学院等兰州的医疗、教学单位还有那时培训过的人，现在都成了业务骨干。

卓尼县地广人稀，但凡乡村有了患者，不管什么时候，只要有人来找医生，他都无条件地骑上马就走。有时半夜出发，天亮才到目的地。看完病立即返回县城，继续上门诊。

在门诊也不轻松，患者都要找他看病，每天挂号就有 100 多人，光中药处方就要写几千字。有时手腕酸困，连毛笔都拿不住，只好开西药方。

在卓尼县，他治好的患者，难以计数。但有一次却是他行医生涯中最冒险的一番尝试，给他留下了深刻的记忆。

1957 年深秋的一天，医院门诊来了位妇女，说自己怀孕已半年多了，但肚子老是不见大，小腹右侧有一个很硬的疙瘩。到别的医院看了很多次，没有任何效果。于是专程前往县医院，请他一定要想办法治一治。

他用听诊器听了听，似乎没有怀孕的征兆。检查小腹上的硬疙瘩，诊断为瘀血。他想了想，还是先把瘀血治好再说，便开了《伤寒论》所载的"抵当汤"，嘱患者服用。

"抵当汤"是一种猛药，内有水蛭、虻虫等物，目的是将瘀血"吃"掉。但用这种药时医者大都非常谨慎，不敢轻易使用。特别是对孕妇，更是慎之又慎，搞不好会造成流产。也许是"艺高人胆大"，他想起医书上有句话叫"有故无损"，便大胆地开了此药。

吃药后第二天，患者说硬疙瘩开始流血，变小了，摸着也不太硬了。

于是他又开了一个处方，嘱其服用。可过了不知多少天，他再也没见到患者的影子。他直犯嘀咕：到底怎么样了？心里很不踏实。

翌年春天，有一天他正在门诊看病，忽然听到有一位妇女在向他打招呼，抬头一看，原来正是去年找他治病的那个人，怀里抱着一个小孩。那人喜不自禁地说："李大夫，去年吃了你的几剂药，病很快就好了，肚子也一天天大了。这不，孩子生下来快两个月了。一直没有时间来看你，很抱歉，真是太谢谢你了！"

二十四、防疫尖兵

1958 年，卓尼县并入了临潭县（以后又分治）。两县合并后，对医务人员也进行了调整。一些医术较好的医生都到了临潭县医院，他也被调往临潭县。

临潭县医院在县里是比较大的单位，有 100 多张病床。除他之外，几乎清一色全是西医。

李少波去之后，被县里任命为医院门诊部主任，兼管病房。

初来乍到，人生地不熟，医院里有不少医生感到不服气，认为一个中医，到底有多大本事，一来就委以重任。尤其看到不少患者指名找他来治病，其他医生坐冷板凳，心里既羡慕又妒忌。

院长本来医术也不是很高明，在群众中口碑不太好，看到患者都找李少波治病，正中下怀，难得清闲，干脆把处理不了的病全都推给他。

医院里有几个从医学院毕业分配来的大学生，平时自恃学历高，根本不把别人放在眼里。

有一次，县法院院长因腹部疼痛而住院，他们诊断为阑尾炎，准备做手术。

在查病房时，这位院长知道李少波的医术，便恳切地对他说："李大夫，请你给我看一看，能不能不做手术，用药控制一下，我还有要紧工作要去做。"

他随即问了疼痛部位，用手摸了摸，凭经验判断，患者好像不是阑尾炎，和1943年他在兰州用点按法治愈的患者症状非常相似，很可能是气机郁滞。

查完病房，他立即向医院院长建议："我看法院院长好像不是阑尾炎，慎重起见，还是再认真检查一下。"

院长不置可否。

不料，几个大学生知道有人否定了他们的诊断，觉得太没面子，干脆告诉医院院长，决定第二天做手术。院长认为他们是大学生，不会出错，便点头同意了。

翌日上午，法院院长上了手术台。

几个大学生打开腹部一看，顿时傻眼了，根本就不是阑尾炎！几个人嘀咕了一阵，又悄悄地缝合上了。

过了两天，医院告知法院院长实情。这还了得，白挨了一刀，法院院长说什么也不干，提出要打官司，要医院赔偿损失。

医院里出了这种事，是极不光彩的，院长不敢怠慢，急忙叫来几个大学生，向对方一个劲地赔礼道歉。经过好长一段时间，总算平息了这场风波。

从那以后，几个大学生总算吸取了教训，变得虚心了。医院的西医大夫，包括院长再也不敢小觑中医了。全院上下都认为，当初要是听李大夫的，再认真检查一下，根本不会出现这次事故。大家对他的医术都很是佩服。

1959年4月，临潭县的一些地方流行麻疹，有的地方十分严重，连续死了不少小孩。县里很重视，指派他带一个小分队，去病情最重的一个公社搞防疫。

病情犹如军情，救人命是天大的事。他连夜带人去往那个公社，过洮河，沿山路蹒跚而行，走了100多里，于第二天半夜才到达。稍作休息后，公社派人带路，连夜又去病情最严重的一个大队。

一出门都是山路，又是后半夜，伸手不见五指，没有手电筒，只能跟着带路的人，慢慢摸索着前进。上山的时候，走路更是费劲。山上全是细沙石，走一步，往下滑两步。没办法只得四肢抓地，爬着走。总共不足40里的路，到天亮才赶到。

这个大队麻疹流行确实严重，几乎家家都有患者。他们兵分几路，不分昼夜，挨家挨户治疗。跑了半个多月，总算控制住了病情。

在那里，他们还给社员群众讲日常卫生常识和预防疾病的知识，深受当地群众欢迎。

当他们奉命到另一个大队去时，在返回的路上，经过了半个月前半夜走过的山路。大家一看大吃一惊，那里根本就没有路，两旁都是悬崖陡壁，如稍一偏离，掉下去就得粉身碎骨。当时在夜里看不清楚，侥幸安全通过，要是在白天，谁也不敢走。他们在那里停留了一会，为那晚没出事而感到庆幸，随后便绕道去了另一个大队。

和前一个大队一样，这里的麻疹也几乎是每家都有发生。

李少波按病情轻重，对一起来的医务人员做了分工，每人负责一个自然村。

他去的那个村最大，叫下堠子村。这个村群众的房屋都是沿山而建，100多户人家排列在六七里长的山脚下。走起来虽比前一个大队方便，但工作任务却很重，除治疗麻疹外，还有其他传染病需防治。

一天，他正在一户人家为患者治病，突然闯进来一位40多岁的藏民，跑得上气不接下气，气喘吁吁地说：“大夫，不好了！我们那里有个妇女，肚子疼得满地乱滚，还嚷着要喝酒，说喝死算了。请你快去看看吧！”

他听后急忙收拾东西，随来人前去看病。到患者家后左找右找也找不到人，最后找到阁楼上堆柴草的房子，才发现患者躲在草堆里，手里拿着酒瓶子，不停地往嘴里灌酒。问明情况后，李少波摸了摸患者的肚子，见肚子一鼓一鼓的蠕动，他断定是"蛔虫波"。打算用针灸先止疼，便在"中脘"穴扎了一针，然后在"中枢""关元""大横""足三里"4个穴位上扎针。大约过了一个多小时，患者说肚子舒服多了。

当天傍晚，那位请他出诊的藏民又来到了他的住处，还没等他开口，对方便大声说："李大夫，你的针扎得太好了！你走后不久，她就排出来40多条虫，现在那个病人一点也不疼了。我特意向你报告来了。"

晚上，他查了查针灸书，原来"大横"穴治蛔虫和肠道疾患最有效。针刺此穴，肠壁、腹壁压力增大，由于压力的作用，蛔虫在里面待不住，只得顺大肠而下。

受此次治疗过程的启发，以后他多次如法治愈了各种肠道疾病，尤其对"肠梗阻"的疗效最佳。

听到医生用针扎好了肚子疼的病，打下了蛔虫，不少村民都跑来找他，说自己也有这种病。逐一检查后，果然个个都有蛔虫。他便开了驱虫药，嘱明服用办法，大家高兴而去。

这么多人有蛔虫病，引起了他的关注。

一打听，原来这个村子有一眼泉，泉水甘甜。为了蓄水，村民们堵了一个坝，当地人叫"涝坝"。取水用水是方便了，但管理不善，马、牛、羊都在那里饮水。久而久之，水被污染，细菌滋生。

查明原因后，他便找到村上的负责人，说明情况，讲了"病从口入"的道理，叮嘱说："让村民把泉淘干净，人畜分开饮水，就不会得蛔虫病了。"

负责人听后，连连点头称是，说："李大夫，你说怎么办，我们就怎么办。我马上安排人，照你说的去做。"

就在李少波告别下堆子村，准备返回县城时，闻风而来的村民自觉地排成两行，用当地最隆重的仪式欢送他。不少人流下了热泪，舍不得他离开。藏族同胞捧着洁白的哈达，非常虔诚地敬献给了他。

不知这件事怎么传到了时任甘南藏族自治州州长的杨复兴那里，一次他到临潭县出差，特意去县医院看望李少波，不无感慨地对他说："李大夫，你为临潭县的医疗卫生事业做出了不可磨灭的贡献，和藏族人民结下了深厚的感情，他们是不会忘记你的！"

二十五、牛刀小试

在临潭县工作期间，他全力施展自己的才智，全身心地为患者服务，深得当地藏汉群众的尊重和爱戴。

医院条件简陋，病床较少。有一段时间，住院患者很多，连走廊里都加了床。前面的患者出不了院，后面的患者没有病床，医院和患者都很着急。作为门诊主任和住院部负责人，他也为此而焦虑。

突然有一天，他想起了祖父教自己练的"吐纳"，自言自语道："慢性疾病患者用药物效果不明显，何不用'吐纳'法试试？"

他急忙找院长说了自己的想法。院长将信将疑："这办法行吗？你可要慎重。"

"请你放心！我年轻时身患多种疾病，用这个方法全都治好了。"他毅然回答道。

院长考虑了一会儿，郑重地说："你可以用这个方法先试一试，但范围不要太大。"

初用"吐纳"为患者治病，他非常谨慎。召集了住院的各种慢性病患者30多人，有肠胃病的，有肝胆病的，也有高血压心脏病的，不一而足，但都是服用药物而没有疗效者。既然服药无效，且并非病情特别严重者，那就试验"非药物疗法"。他向患者交代了练习的方法，叮嘱患者不要服用任何药物，专心练下去就行了。

患者对他的医术早有耳闻，都认为李大夫说的没有错，于是言听计从，依法认真练习。

大约练了一个星期，不少人都说感到小肚子很热，他知道这是"气沉丹田"之后的反应，他鼓励患者不要管任何变化，继续练下去就是了。

身体内有了反应，患者的积极性更高了。他们不仅集体练，就连休息时间也不放过，练"吐纳"成了这些患者的首要任务。

在一个多月的时间里，好消息一个接着一个传来。

肠胃患者找他说："李大夫，我现在好像换了一个胃，特别能吃，而且觉得吃东西比以往任何时候都香。"

有些肝胆病的患者经检查后发现，各项化验指标都趋于正常，患者简直不敢相信这是真的。

别说患者不相信，院长和内科的一些医生也都感到惊讶："住院治了这么长时间，还不如有些患者静坐一个月效果好，这到底是怎么回事？"

他们哪里能知道，这是人体的真气在起决定性作用。

一直以来，李少波对"吐纳"从没停止过练习。无论是在凤县还是在兰州，他边练习边探索，寻访高人，钻研经典，目的就是从根本上搞清楚"吐纳"中所蕴含的真正道理。在卓尼、临潭的工作虽然非常忙碌，但他仍然偷闲钻研此道。

他不止一次地想，"吐纳"法治病的效果自己深有体会，但其中的机理是什么，必须要弄清楚。知其然，不知其所以然，对一个医者来说是千万要不得的。祖父教给了方法，但没有说明道理。如今，要用它为别人治病，再要沿用"吐纳"的名称是不科学的，也容易引起人们的误解。

带着这些问题，他反复研读《内经》。

《素问·上古天真论》的一段话引起了他的注意："上古圣人之教下也，皆谓之虚邪贼风，避之有时。恬惔虚无，真气从之，精神内守，病安从来。"他反复思考，心里越来越透亮。对啊！圣人教人养生，应当天人相应。宇宙之间，六合之内，凡于人有益者则近之受之，于人有害者则远之避之。安静下来什么也不要去想，真气便从之而生，旺盛地在体内运行；内守自身，神不外驰，正气存内邪不可干，疾病从何而产生呢？

"真气者，经气也。"《素问·离合真邪论》的这句话，使他茅塞顿开。

人体的经络，其实质就是真气。真气存，经络在；真气亡，经络无。同样，经络通畅，身体无恙；经络不通，百病丛生。难怪《灵枢·经别》篇有云："夫十二经脉者，人之可以生，病之可以成，人之所以治，病之所以起。"

《内经》中有关这方面的论述，他一一认真研究，终于理清了思路。再读《勿药元诠》，更加使他心里明白。练"吐纳"就是培养真气，使真气运行通畅。人体的疾患大都是因经络不畅而起，只有用真气贯通，疾病方可痊愈。

离家西行，所寻找的"道"就在于此。行医治病，有此一得，算是找到了根本，这使他兴奋不已！

现在，他终于为"吐纳"更名了，使它以科学的面目登上大雅之堂，为患者解除痛苦。于是，"真气运行法"这一名谓，在 20 世纪 50 年代甘肃的一个小县城里诞生了！

一石激起千层浪，医院住院的患者，听到李大夫用静坐的方法治好了那么多人的病，哪里还能坐得住，都来找他学此方法。一时间，医院沸腾了！消息不胫而走，村镇院落，草原帐篷，人们奔走相告，互相传递。

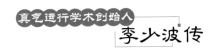

第八章　理法问世

　　临潭县医院有一位医德医术颇受人尊敬的中医，甘肃省中医院早有所闻。院领导认为这样的人才应该在更大的范围内发挥作用，因此，先后4次和临潭县医院商调，都没得到任何结果。一个偶然的机会，甘肃省中医院呈报省卫生厅，由省卫生厅下调令，才将他调往省中医院。在省中医院，他利用院里所提供的条件，除本职业务外，将主要精力放在了实践与研究真气运行法上，这使他取得了突破性进展，使真气运行法正式面向社会，产生了积极的影响。

二十六、临床实践

　　1961年8月，临潭县医院住进了一位因墙倒塌而砸伤了腿的患者。谁能料想到，骨科医生在给他治伤时，不仅没有治好，反倒拉断了腿骨。患者住了一个多月，结果发现一条腿长，另一条腿短。打开固定石膏一看，原来是骨头断了。这起严重的医疗事故，顿时成了县里的新闻。治病的医生被逮捕管制，一时间闹得满城风雨。患者必须马上送往省城兰州治疗，医院考虑到要派一位稳重的人护送，以免再生枝节。经协商，院领导觉得派李少波最合适。一是他谨慎小心，认真负责；二是家在兰州，对省城的情况熟悉。

　　他奉命护送患者，一路上悉心照料，自己却顾不上休息，加之前一段时间一直在基层奔波疲惫，吃不饱导致严重缺乏营养，致使全身浮肿，一到兰州把患者安排妥当后，自己也住进了甘肃省中医院。

甘肃省中医院领导听说他住在了本院，都来探望，劝说他干脆留在这里，不要再去临潭了。

在交谈中他才知道，一年前，省中医院曾先后 4 次想把他调离临潭，都因对方不同意而作罢。

现在，李少波已到了兰州，省中医院认为这是一个千载难逢的好机会，不能再错过，他们立即写报告呈报省卫生厅，请求将李少波调到省中医院。省卫生厅认为调来这样一位有能力的医生，能发挥更大的作用，很快就同意了省中医院的报告，并通过有关部门立即向临潭县医院发出了调令，调李少波到省中医院工作。

那时正值临潭县调整领导班子，新任领导还没到职，又是生活困难时期，都在为吃饭的问题而忙碌。县人事局接到省里的调令后，很快为他办理了调动手续。

至此，他结束了 10 年多在卓尼、临潭的生活，走向了新的工作岗位。时年 52 岁。

年逾半百的他，刚到兰州，顾不上和家人团聚，甚至连 6 岁的小女儿（1955 年出生，他因在临潭县工作，见面很少）都没能多看几眼，就到省中医院报到。

院长非常热情，知道他在内科、针灸等方面都很突出，让他自己挑选在哪一个科室工作。

这时的李少波，已经对真气运行有了独到的见解，便直言不讳地告诉院长："到哪个科工作都行，但我一定要在临床运用真气运行法治病，进一步验证它的临床效果。"

院长也是个得"道"之人，曾耳闻他在临潭时用功法治病的事迹，便爽快地说："好！你的岗位在针灸科，主要精力放在研究功法上。我相信你，希望你尽快出成果。"

医院立刻给他腾出了一间房，供他住宿兼他的"功法室"。医院里设立"功法室"，当时在甘肃省尚属首例，就是在全国也不多见。

从此，他便在针灸科上班，但更多时间都在"功法室"教功。

内科病房住了一位患者叫王连贵，病症是感觉心口窝上有一个东西堵着，吃不下饭。人非常消瘦，一米七几的个头，体重才 30 多公斤。住院治疗了一个多月，毫无起色，患者失去了信心，度日如年。

征得院长同意，李少波让该患者到"功法室"去练功。患者对治好自己的病已经近乎绝望，抱着试试看的态度勉强从之。

刚开始练功，由于患者身体太虚弱进步很慢。他鼓励患者不要泄气，坚持练下去。慢慢地患者感到心窝部位发热，比以前舒服多了，顿时信心大增，功练得更认真了。大约 3 个月后的一天，患者感到心口上有一个像鸡蛋一样的东西，"咕咚"一下掉进了肚子里，在丹田部位散开了。起初患者很怕，不知是吉是凶。到了晚上，感到饥饿难忍，睡不着觉。好不容易忍到天亮，见到吃的东西，胃口大开，狼吞虎咽地吃了不少，感觉从来没有像今天这样吃饭那么香！以后每天也都是如此。

那时大家吃饭都用饭票，饭票是有限的。像他那样的吃法，饭票根本不够用，只得东找西凑地搞粮票。随着饭量的增加，体重也在猛增。患者一星期测一次体重，每次都有增加。一个月后体重增加至 60 公斤，恢复了健康，愉快地出院了。

类似这样的慢性疑难病，通过在"功法室"的练功治疗，虽然快慢程度有差异，但最后多数患者痊愈而出院。院内各科的医生们都惊诧不已："李大夫到底有什么灵丹妙方，到他那里患者就好了！"院长知道此事，非常高兴。见到他一个劲地称赞道："你干得好！我们支持你。"

各科室的医生在惊诧之余，都怀着好奇的心情找到他，要求学练功法，他不厌其烦地逐个教练。在工余时间，尤其是晚上，"功法室"热闹非凡，人人都是功法的实践者。院领导见此，感到房子太小了，又腾出一个大会议室，内设10张病床，正式挂牌，专门用功法治病，要求各科室都介绍患者来这里练功。他一方面教功，一方面指导患者自己推拿，既治了病，又能学到本领，患者自然很高兴。

省中医院的"功法室"很快在社会上传开了，不少患者慕名前来。

甘肃省人民委员会办公厅机要室一位女干部，长期神经衰弱，睡不着觉，眼睛也不行，连报纸上的行都分不清，本人很苦恼。去过几家大医院，开了不少药，吃了也不管用。偶然一个机会，她听到中医院用功法能治病，立即向单位请假，特意去中医院住院，要求练功。

她练功非常认真，每天除了吃饭、休息外，几乎所有时间都用在了练功上，进步很快。在练功的过程中，李少波考虑到她的视力不行，还教她练"凝视法"。

锻炼了一个多月，身上的病多数都好了，视力也恢复了，患者感到高兴极了！

从此，她深深地喜欢上了真气运行法，不愿意出院，每天坚持练功。

用真气运行法治病的消息，通过各种途径在社会上传播，使很多人产生了兴趣。

位于省中医院附近的兰州军区总医院疗养院，军区司令员和政委等首长在那里疗养。听到消息后，立即派人请他来传功，首长们听后认为很有道理，也都练了起来。张达志司令员经过练功，治愈了战争年代落下的一些慢性疾病，对疗效非常满意。

自此以后，他每星期去疗养院讲两次课，既指导练功，又给大家做推拿，很是受欢迎。当然，李少波也清楚，任何事物都不是绝对的。他时时提醒患者，真气运行法不是万能的，对一些急性病和危重病也无能为力，该用药还要用药，不能求此而忘彼。

二十七、研究经络

在甘肃省中医院，他用真气运行法治愈了不少患者的疾病。住院部住院的患者，药物治不好的，由主治医生介绍，都去他那里练功，练好后马上出院，深得患者的好评。医院考虑到他所做出的贡献，很快评选他为主治医师。

通过一段时间的临床运用，使他更加清楚了真气运行法的科学性、实用性。他想从理论上进一步研究，用文字的形式把功法记录下来，方便人们操作。

他多次研读《内经》，深谙其中的奥蕴，真气在人体中起着至关重要的作用，是人体生命的物质基础和动力源泉，而真气在人体中如何运行，则成为他研究的重点。

《内经》有云："真气者，经气也。"意为真气就是经络之气，于是他对经络学说格外关注。

经络学研究的是人体经络系统的循行分布、生理功能、病理变化及其与脏腑相互关系的一种理论学说，是中医基础理论的重要组成部分。它同阴阳五行学说、藏象学说共同构成了中医学的理论基础。历代医家极为重视经络学说。《灵枢·经别篇》曰："夫十二经脉者，人之所以生，病之所以成，人之所以治，病之所以起，学之所始，工之所止也，粗之所易，上之所难也。"《灵枢·经脉篇》曰："经脉者，所以能决死生，处百病，调虚实，不可不通。"可见古人对经络学说是十分重视的。

后世医家在实践中也深深体会到经络学说的重要性，如明代医家李梴说："医者不明经络，犹人夜行无烛。"清代喻嘉言在《医门法律》一书中直接指出："医者不明脏腑经络，开口动手便错。"说明经络学说对人体的重要性。

关于经络的记载，最早出现在《内经》中。《灵枢·脉度篇》说："经脉为里，支而横者为络，络之别者为孙。"意为经脉的位置较深，在里而难见。从经脉分出的支脉在表面可见且横行的为络脉。络脉别出的分支，则称为孙络。《灵枢·经脉篇》又说："经脉者，常不可见也，其虚实也，以气口知之。脉之见者，皆络脉也。"说明深部循行者，多为经脉，浅部循行者，多为络脉。

《内经》对经络学说的主要内容以及经络循经运行的线路记载较为详细，但经络的实质是什么，书中并没有详细说明。后世医者由于受到社会条件和科学水平的限制，也不能做出进一步的说明。

关于经络实质的研究，自1958年以来，在全国推广、研究针刺麻醉的工作中，各地都做了大量地临床实践和科学实验工作，积累了不少宝贵资料，对经络的客观存在已基本肯定，但对经络实质的探索一直没有重大进展。从1984年起，中国原子能科学研究院、中国科学院高能物理研究所和安徽中医学院针灸经络研究所合作，用核技术研究经络实质，证实了确有物质和信息沿经络路线传播，经络传播有确定的方向和速度，与中医经典中的经络理论是一致的。人体的经络运行呈波动状态，并且为气血运行提供了流量、流速、周期等5项参考数据。实验结果不但显示出了经络的位置，而且在手厥阴心包、足太阳膀胱，手少阳三焦等3条经脉上，观察到了经络循行的方向和大分子沿经线传播的速度。从部分实验数据中，还可以明显地看出，大分子沿经线运行时，有波动的现象。

实验还证实经络系统既区别于神经，又不同于肌肉，是一个物质、能量交换系统。实验研究为经络研究提供了一些初步的，但很重要的定量数据，对统一经络理论，提示经络实质和中医理论研究有促进作用。

尽管这样，对于经络的实质问题，还是没有一个定论。国内对经络实质的研究，归纳起来看法大致有四：一是神经论，认为经络的实质是神经；二是神经-体液论，认为经络功能的物质基础就是神经体液在进行综合性调节；三是功能系统说，认为经络是一个专职体内功能联系的传导系统；

四是特殊组织系统说，认为经络看不见、摸不着，是一个目前尚未看到的特殊的组织系统。

在国内尚未开始对经络实质进行探讨研究的时候，1962年李少波通过真气运行法的临床实践，就已经开始对经络实质这一重大的中医课题进行研究了。

他认为，在机体中起重要作用的生命动力当数真气，经络是人体真气运行的通路。经络虽然看不见、摸不着，但只要进行真气运行法实践，明白了真气运行的路线和动态，便对经络问题的研究有很大帮助。明·李时珍《奇经八脉考》有云："内景隧道，唯返观者能照察之。"这一著名论断亦说明通过养生锻炼，达到"返观内照"境界后，便能体验到经络活动的情况。

同时，他还指出：经络是由各个组织间隙大小不同的隧道所构成的。如肌肉、筋骨、神经、血管、腺体等，既有严密的分工，又有互相协调的作用。这些组织之所以能够活动，必须依赖于经隧中源源不断的真气运行来赋予能量，才能有节律的运动，以达到生理之要求。

他所创的真气运行法，就是以培养真气，贯通经络，作为增强和恢复生理功能的主要手段。

在真气运行实践中，任脉、督脉一通，全身各条经络都相继通畅。真气沿着经络路线，内通五脏六腑，外达四肢百骸，给机体的每个组织系统提供充分的能量，从而使新陈代谢旺盛，增强机体的生理功能，使人体的生命力日益强盛，自然就会增进健康，预防疾病。古今医家、养生家所制定的一些原则，无论是全真导气，药物归经，循经取穴，导引推拿，还是诊断治疗，预防疾病等，都是在经络学说的指导下制定的。

据此，他提出经络学说是中医指导临床的一个重要内容，而真气运行才是经络活动的实质。真气是生命的能量，经络则是真气的通路，二者是互相依存的。如果忽略了真气的运行，经络活动就失去了物质基础，对经络的实质也就无法认识清楚了。

他对经络实质的认识，是基于亲身实践和临床观察得到的，在中医界尚属首倡。其独到的见解尽管在今天还没有被更多的人所认同，但相信终究有一天会成为中医理论中的鲜活内容。

二十八、面向社会

在他对经络实质进行研究的同时，同时他也想把自己多年实践的功法用文字的形式固定下来，面向社会，使更多人能够实践

事有凑巧，甘肃省中医院用真气运行法治病的消息，在社会上得到了广泛传播，引起了当时中共甘肃省委和省人民委员会主要领导的关注。上级领导指示甘肃省中医院让李少波前去教功讲课，医院领导岂能怠慢，指定由一位院领导陪同，完成省领导交代的任务。

这样，他白天正常上门诊，下午下班后匆匆吃点饭，从兰州西部的七里河区，赶到五公里以外的城关区青年农场，不顾劳累，挨家挨户进行推拿，传教功法。

时任省委书记汪锋，省人民委员会主席（省长）邓宝珊，还有王世泰、裴孟飞等省领导都抽空学练真气运行法，非常投入，大多取得了满意的效果。

为使更多人受益，省委领导提出让他把练功方法以文字的形式写出来，以便人们操作。这正是他一直以来所想要做的。于是，他经过一段时间的整理，写出了《谈谈意守丹田及三步功法》。

他当初所提的三步功法，实际上就是他在《真气运行法》专著中所叙述的五个步序、三个阶段，和五步功法内涵一致。

文章对《内经》中所提出的"真气"做了诠释，强调了人体真气运行

117

的重要性。对真气如何循经运行，以"子午流注"为理论基础进行了详细地论述。重点介绍了如何培养真气，贯通经络，最终达到祛病延年的状态。文章条理清晰，文字朴实，所述方法简明，适应各类知识层次的人操作。

文章写出后，经医院同意，李少波将文章送给了省里的领导。

任何一个新生事物的出现，都会产生社会反响，或褒扬，或贬斥。真气运行理法的问世，得到了不少人的赞扬和肯定，但同样也有一些人不理解，甚至责难。

在医院里，有的医生在背地里说一些冷嘲热讽的话："哼！靠呼吸也能治病，要我们这些医院的大夫干什么？"

听到这些后，他不予理会，也让他想起了老子的一句名言："上士闻道勤而行之，中士闻道若存若亡，下士闻道则大笑之，不笑不足以为道。"他暗下决心，一定要在临床上多加验证，把功法规范起来，为更多的人造福，以实际效果来证实自己所走的路是正确的。

考虑到在住院部给患者用功法治病，效果虽然不错，但患者来自各个科室，很难做出系统总结，不利于做临床科研。因此，他请求院领导能够为功法的研究提供方便，这一想法得到了医院领导的支持。

1962年初，甘肃省中医院派他到门诊部工作，任针灸室主任，重点用真气运行法治病，做进一步的临床观察，以取得可靠的数据和病例分析总结。

门诊部设在兰州市城关区的繁华地带，就诊的患者较多。他专门挑选一间房子作为练功房，筛选出常规用药、打针完全无效的患者，单纯地用功法治疗患者。要求患者在练功治疗期间不打针、不吃药。患者练功一段时间后，通过检查记录患者的各项指标，认真写出总结，做到心中有数。就这样，他在这里用功法治愈了一批又一批的慢性疑难病患者，取得了可靠的数据指标，写出了详实的病例总结。

在此基础上，他对那篇《谈谈意守丹田及三步功法》进一步做了补充完善，定稿后送达《甘肃日报》社。

《甘肃日报》负责文教卫生版面的编辑收到该文后，感到文章论及的问题以前从未接触过，便将文章拿给时任报社总编叶斌。叶斌认为该文科学性强，但所提出的三步功法，究竟效果如何，没有人鉴定。考虑再三，决定暂缓登载。

出于对一种新生事物的支持，但又秉持着严肃负责的态度，《甘肃日报》的叶总编特意前往省中医院门诊部，拜访李少波，详细了解功理功法，并亲自练功实践。大约一个月的时间，这位总编练通了督脉，后来又广泛了解了其他人练习的情况。切身的体会，使他兴奋不已。紧紧握住李少波的手连声说："李大夫，看来真气运行法是经得起实践检验的，值得大力宣传和推广！"

叶总编也对"真气运行法"的名谓提出了建议。他说："社会上都对'气功'耳熟能详，对'真气运行法'还比较陌生，文章还是用'气功'这个名词比较好，这样人们比较容易接受。"

1962 年 4 月 5 日，《甘肃日报》全文刊登了李少波所撰写的《谈谈意守丹田及三步功法》。全文如下。

谈谈意守丹田及三步功法

甘肃省中医院　李少波

锻炼"气功"的时候，特别强调意守丹田。所谓丹田，就是古炼丹家结内丹的地方，因为派别不同，所指的部位也不一致，但以脐下方三寸的说法为最多。

练功时为什么要意守丹田呢？人体真气的运行，内通五脏六腑，外达四肢百体，都是沿着经络分布而完成的。十二正经（手三阳、手三阴、足三阳、足三阴），奇经八脉（冲、任、督、带、阴维、阳维、阴跷、阳跷）都是互相贯通，一脉相承的。《经脉篇》说："经脉者，所以决死生，处百病，调虚实，不可不通。"由此可见，经络在人体的重要性了。

冲脉为经脉之海，任脉总管各个阴经，督脉总管各个阳经，带脉绕身体一周，总束阴阳各经。冲、任、督、带都起于丹田，十二经络也都直接或间接地通过丹田而输入本经，再转入本脏。所以说，丹田是经络的总枢，经气的汇集之海，故又有气海之称。意守丹田就是为了调节阴阳，沟通心肾，使真气充实，通八脉，恢复先天的生理机能，促进身体的再生力量。

有功夫的人，当他练功的时候，感到呼气吸气都集中在丹田，这股气称为真气。真气在人体很重要，真气充足，精神充沛，生机旺盛；真气不足，体质衰弱，百病丛生。

气是怎样进入丹田的呢？气在上焦的叫宗气，在中焦的叫中气，在下焦的叫元气，统称为元真之气，只因汇集在不同的部位而名字不相同而已。要把气送到丹田，需要运用呼吸运动，加上意识的诱导。当吸气的时候，肋骨向外向上方运动，下焦元气即上升。呼气时，两肋向内向下合，上焦的宗气和中焦的中气被迫沿着任脉往下行。这时再加以意识诱导，气便慢慢和丹田接近。这样练得时间长了，便会感到一呼一吸都集中在丹田。

"气功"为什么能治病呢？就以我在练功中所体验到的，谈谈三步功法及其对治病的效果。

第一步，炼精化气。精是氧气和养分的总称，氧从呼吸来，养分从食料来，两者都随着血液营养全身。它们在氧化的过程中所产生的热和能（真气），就是炼精化气的过程。真气是人体的动力，真气存在，人体活泼，真气消失，人便无法生存。为了使真气充足，就需要更好地利用氧气和养分。当氧气吸进肺部，压向心窝，心窝即产生一种热感，然后再送到丹田，这时小腹便会感到发热，并有气丘隆起，脚心、腰部也跟着感到发热。这些热感的产生，说明人体内热能增加了。因此，凡是因热能不足而引起的慢性消化系统疾病，如消化不良、胃溃疡、十二指肠溃疡、呕吐酸水、肠吸收力减退、腹泻、肠黏膜分泌不足的便秘、下元虚冷、小腹痛等，都有可能随着功夫的进步，使病症逐渐消除，生理机能得到恢复。

第二步，炼气化神。在第一步的基础上，真气守在丹田，使人有一股温和朗润的感觉，浑身轻快。随着功夫的进步会感到有一股力量沿着尾闾、脊髓直达大脑。这时，人对外界的一切刺激都毫无感觉。这一段过程，叫积气冲阙，可使督脉贯通，肾气入脑，增强肾上腺和脑垂体的功能。这对于保持年轻，延长寿命有积极的意义。因此，凡由于内分泌腺紊乱所引起的疾病，如失眠、记忆力衰退、消化不良、耳鸣目眩、易喜易怒、未老先衰、性机能减退、毛发脱落、皮肤干燥、月经不调、疲乏无力等疾病，都有可能得以缓解和改善。

第三步，炼神还虚。在第二步的基础上进行。这时，内分泌系统和神经系统相互促进，充分发挥对机体的调节能力，使全身感到轻松愉快，好似全身都在呼吸，这说明三焦畅通，经脉畅达。因此，凡由于三焦不通，循环系统障碍，新陈代谢失常，呼吸系统的病变所导致的疾病，如高血压、心脏病、肝肿大、肺结核、矽肺等，三步功法都有良好的治疗效果。尤其在治疗肺结核时，由于呼吸形式改变，呼吸次数减少，使肺部得到适当的休息，疗效显著。

当然，以上所说的三步功法，并不是绝对分开的，只是为了便于解说而已。这三步功夫，是由长期静坐、调息、意守丹田而逐渐产生的。因此，练功时一定要有耐心、信心，决不能急于求成。

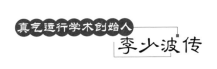

　　文章在报纸上一刊登，在社会上就引起了巨大反响，使不少人产生了兴趣。大家争相前往省中医院门诊部，索要功法资料，请教咨询，要求练功。手头的介绍材料发完了，加印后仍供不应求。学练真气运行法，强身健体成为甘肃省城兰州市很多人的热衷追求。

　　这时，他的心情非常激动。多年来的躬亲实践，执着追求的养生保健之法，终于得到了社会上的认可。他打算进一步开展科学研究，从理论上、实践上系统地做出总结，以此揭开人体生命的奥秘，向医学界乃至全社会推出一套强身健体、祛病延年的养生保健功法。

第九章　理论研究

1965 年，甘肃省政府抽调各医院的医疗骨干，到河西走廊的高台县搞防疫工作。李少波被指派为中医内科和针灸方面的负责人，离开兰州到高台县工作了一年。

1966 年回兰州后，李少波正准备开展真气运行法的研究工作，却赶上了"文革"。运动伊始，文教卫生事业首当其冲，遭到了空前的劫难。在这种情况下，大张旗鼓地搞学术研究无疑是厄运难逃。欲干不行，欲罢不忍，他只能利用工作之余，避开耳目，一人搞研究。临床研究搞不成，就做基础理论研究，为日后的学术研究奠定理论基础。

回兰州后近 10 年的时间里，他围绕真气运行法，研读了医、道、儒、释各家各派的大量经典，去其糟粕，取其精华，丰富真气运行法的理法内容。

二十九、全真导气

"文革"中的中国，到处是震天响的口号，工厂停产，学校停课，都已司空见惯。他所工作的医院，人们大都不得不去搞运动，坚守工作岗位的寥寥无几。

由于他一贯不善政务，因此没有过多地介入运动，一直坚持在门诊部针灸室为患者治病。由于很多医生参加运动不正常上班，门诊人手少而患者又多，他每天的工作时间都在 10 小时以上。有时同时为几十个甚至上百个患者针灸，在病房里来回走动，累得他精疲力尽。

即使这样，他仍然没有放松对真气运行法的研究，利用闲暇时间，以"咬定青山不放松"的精神，钻研医学经典，以揭开人体生命科学之谜。

自神农氏尝百草始创医药，至东周出现"医门"，秦汉时为医立说，建立了阴阳五行模式，于是"医"有了，"道"也有了，始有"医道"之概念。

古医家都是文化人，是一批津津乐"道"的人士，不比今之西医从业者，必须是科班出身，有文凭有学位，是纯粹的科技工作者。中国古医家言医又言道，希望医能通道，以道统医，所以古医书多是载道之书。

《内经》作为一部古典医学巨著，就广泛运用了"道"的概念，《素问·上古天真论》不过 1300 余字，竟有 7 处提及"道"。其含义大致相同，有的指养生之术，有的指法乎阴阳，有的指顺乎自然，有的指人体功能，但总体意思没有脱离"一阴一阳之谓道"，所有医书都是围绕这几个字做文章，道之所在便是医之所在，医之所在便是道之所在。这种法乎阴阳，通天文、地理、人事的"至道"和真气运行之法是何关系，成为李少波研究的重点方向。

在研读《内经》的过程中，唐代著名医学养生家王冰的一段话使他受到很大启迪。

王冰对《内经》进行系统整理次注后，在《重广补注内经素问·序 》中开宗明义提出："夫释缚脱艰，全真导气，拯黎元于仁寿，济赢劣以获安者，非三圣道则不能致之矣。"大意是说，人们要解除身心的束缚，摆脱疾病的困扰，获得安康，渐臻寿域，必须用全真导气之法，把自身的精气神固摄起来。要做到这些，离开三圣经典的指导是不可能的，而三圣经典则都是"至道"之论，是实现全真导气的不二法门。

王冰这段话中的"全真导气"，经他反复思考，认为就是"真气运行"

的另一种说法。

"全真导气"一词，顾名思义，就是采用一定方法，达到天人合一、形与神俱的"真境"，进行导引真气的活动。《脉望》有云："形神相抱，名曰全真。"

"全真"又是道家的一个重要宗派，其要旨是"澄心定意，抱元守一，存神固气"的"真功"，以及"济贫拔苦，先人后己，与物无私"的"真行"；而"导气"则是静极生动，真气随从生理自然规律，旺盛地运行，所谓"恬惔虚无，乃能行气"，是实实在在的修道之法。

《素问·上古天真论》曰："恬惔虚无，真气从之，精神内守，病安从来。"短短 16 个字，对全真导气，即真气运行的功理、功法、功效做了全面的概括。也点明了一个清晰的道理：人在清静无为的状态下，体内的真气便从之而生，并旺盛地运行。集中精神，神不外驰，则正气存内，邪不可干，疾病就无从生起。

他认为，人欲健康长寿，尽终其天年，就必须取法于阴阳和合之道，谐和于数理变化之机。所谓"法于阴阳，和于数术"，应是养生保健的修真秘诀，也是古人视为天机秘旨的法宝。

《内经》以人体为中心，突出论述了"全真导气"对防病、养生的重要作用，用现代的语言表述就是"真气运行"。培养真气，促进真气运行的方法，古称"全真导气"，今名"真气运行"。真气运行法是用今人的思维习惯诠释全真导气法，此法从根本上体现了《内经》的养生理论，揭示了返璞归真的要诀。

对"全真导气"的理解，《内经》还有如下论述。

《素问遗篇·刺法论》记载，黄帝问曰："人虚即神游失守位，使鬼神外干，是致夭亡。何以全真？"

岐伯稽首拜曰："昭乎哉问！谓神移失守，虽在其体，然不致死；或有邪干，故令夭寿。"

黄帝问曰："十二脏之相使，神失位，使神采之不圆，恐邪干犯。治之可刺，愿闻其要。"

岐伯稽首再拜曰："悉乎哉，问至理，道真宗，此非圣地，焉究斯源，是谓气神合道，契符上天……是故刺法有全神养真之旨，亦法有修真之道，非治疾也，故要修养和神也。道贵常存，补神固根；精气不散，神守不分。然即神守而不去，亦能全真；人神不守，非达至真；至真之要，在乎天玄；神守天息，复入本元，命曰归宗。"

《内经》的这些论述，使他更加明确了"精神内守，病安从来"的道理。人若神不守舍，必招致贼邪干犯，则非病即夭；守神亦能全真，反之则非达全真。守神之要在于神守天息，使神息结合，静神来调五脏真气，以防治疾病。真气运行正是以调息凝神而培养真气的，与"全真导气"一般无二。

三十、预防医学

华夏民族是最先懂得预防疾病的民族，早在巫医不分的时代，巫者普遍举行规模盛大的"打鬼逐疫"仪式，称之为"大傩"，意在防患于未然。一旦染病，亦有治则。总体来说是未病先防，既病防变，治病求本，标本缓急。

长沙马王堆3号墓内发掘的《导引图》，也真实地反映了2200多年前，我国人民锻炼身体，防病治病的生动情景，体现了古之医道"防重于治"的思想。

中医学经典《内经》更是强调预防医学，《素问·四气调神大论》提出："圣人不治已病治未病，不治已乱治未乱，此之谓也。夫病已成而后药之，乱已成而后治之，譬犹渴而穿井，斗而铸锥，不亦晚乎。"《素问·八正神明论》云："上工救其萌芽……下工救其已成，救其已败。"这些论述强调的就是未病先防，有病早治。这种具体的预防学思想是世界医学文献上的最早记载。

李少波通过大量研究，认为《内经》对养生保健、防病治病的理论和实践长期以来起着重要地指导作用，因其文简意赅，理奥趣深，"天地之象分，阴阳之候列，变化之由表，死生之兆彰；不谋而遐迩自同，勿药而幽明斯契；稽其言有徵，验之事不忒"，故被后世医家誉之为"真经""至道之宗，奉生之始"，更是"释缚脱艰"的不二宝典。其养生理论遍及天人一际、人与自然的整体观，未病先防、有病早治的预防学，人类盛衰寿夭的自然规律，摄生保健、抗衰延年的原则，以及顺应自然、淳德全道能成真等各个方面。

然而，从根本上讲，无论达到什么目的，或防病于未然，或顺应自然，延年益寿，最关键的一点还是在于人体的真气。他所创立的真气运行理法的主题思想正是培养真气，扶正祛邪，有病治病，无病防病，抗衰延年。

他还认为我们的祖先非常重视摄生，首先提出"上工治未病不治已病"的预防思想。如能遵照这种修养方法，即可享乐天年。可是，自汉唐以来，养生保健的风气由盛渐衰，清代以后便无声无息地消失了。究其原因，一是社会形势变得复杂了，人们忙于生产、社交、建设和战争等，无暇静养生息。尤其道教、佛教形成后，修真养性的事，便成为僧道的专业。二是物质日渐丰富，生活日渐多彩，特别是城市的发展，吸引人们离开了大自然的怀抱，衣食住行的安逸舒适使人们自身抗病的机能下降，越来越多的人寄希望于药物，于是医生增多，药房增多，医药事业也兴盛了起来。直到今天，医药事业在全世界已非常发达。医者只追求治疗的工巧，却忽略了未病先治的预防思想。医药治病尽管有一定的效应，但对于促进健康长寿则显得力量不足。随着药品的日趋增多，杂药乱投，多服久服而引起了"医源病"和"药源病"。鉴此，在文明先进的地方，大家都提倡健身，对于药物的应用则比较小心。如何发挥人体的潜能，采用自控、自调、自我修复、自我建设，勿药而愈的方法，就显得格外重要。

他感到欣慰的是，真气运行法经在甘南临潭、卓尼和兰州的临床实践，表明真气运行法简明易学，收效迅速而且无副作用。真气在人体中循经运行，克期通督，由后天返先天，恢复再生力，有病治病，无病防病。大凡实践者，都能感到体内的各种生理变化，验证了中医理论中的阴阳学说、脏象学说、经络学说、气化学说，是实实在在的中医预防医学。

他加以概括总结：真气运行确为实实在在的中医养生保健之法，是中医理论中的重要内容。有感于此，他欣然赋诗如下。

（一）

三圣大道授天机，全真导气济群黎；

释缚脱艰登寿域，羸劣获安乐有余。

（二）

黄帝问求长生道，广成指点授真经；

至道流行徽音属，大圣慈惠妙无穷。

（三）

黄老之道广流传，道德五千是真言。

揭示自然衍生秘，阴阳冲和一混元。

人天消息妙通玄，愚智妄行易出偏。

实践必须明师点，不得其人慎勿传。

（四）

匪人勿传戒律严，乱世无章慎保全。

战乱焚烧遭破坏，济世真经无完篇。

王冰奉命理真经，精勤博访十二冬。

幸遇张公付旧藏，素问七卷杳无踪。

（五）

真气运行寓内经，防病治病能养生；

总有新旧疑难症，周天通畅患自平。

他积极呼吁医学界应认真研究，发掘和总结《内经》的养生学理论和方法，使之发扬光大。他明确提出，无病先防是《内经》的重要精神，也是中医学的核心。只有抓住这个根本问题，才不致舍本逐末。这对振兴中医学，提高民族素质将产生重要影响。

三十一、释家探究

在研读医学经典的同时，李少波还博览各家经典，从中吸取精华，以丰富真气运行法的内容。

美国有位声名煊赫的大学者麦克·哈特，是当代著名的应用物理学家、数学家、法学家兼天文学家。此公写过一部《人类百位名人排座次》，是美国最畅销的书之一。在该书中他把佛教创始人释迦牟尼排在了前几位。

释家是对佛教的统称。佛教从它产生至今已有2500多年，信徒几亿人，成为世界三大宗教之一，显示出顽强的生命力。在花花绿绿的现实社会中，澹泊物质生活，强调自我人格和精神修养，提倡"诸恶莫作，众善奉行"，劝人向善，以及清心寡欲，戒杀生，戒偷盗，戒邪淫，戒妄语等，直至今天也是有积极意义的。

东汉时，佛教传入中国，最初并未引起统治阶级的重视，直到三国时还不发达，只是在西晋大乱之后，才开始兴盛起来，尤其到了东晋、十六国时，得到了广泛传播。

佛教影响了中国传统的伦理道德，乃至中国哲学、文学、艺术和民间习俗。对社会生活的影响尤为明显，"善有善报，恶有恶报，不是不报，时候未到"，这些因果报应思想至今仍是民间不少群众的坚定信念。

佛家养生功法流派很多，这方面的记载浩如烟海，有不少使人难以琢磨。东汉时安世高所译佛经提到练功调息时的风、气、息、喘四态，至今仍为一些修炼者沿用。达摩所创禅宗的"壁观"、以及隋代天台宗"六妙法门"，都是佛家的典型功法。

佛家功法多以"坐禅""入定""参禅""禅定"称之。而众多的佛家宗派和功法，其精华何在？李少波经过反复研究对比，将符合人体生理规律的功法去粗取精，融会贯通。

他认为，佛家所提倡的"明心见性"，实则是修心的法门，"千经万典，修心而已"，"达摩西来一字无，全凭心意用功夫。若要纸上寻佛法，笔尖蘸干洞庭湖"。以修身达到修心，最终为身心共修。

就具体修法来讲，他反复比较，觉得佛家天台宗的修持要旨相对比较先进，其方法与真气运行五步功法也很接近，从一个侧面印证了真气运行法。

隋朝开皇年间，有一位尊号叫智顗的大和尚，在浙江天台县城北3公里处的天台山南麓，建造了一座大寺院，初名天台山寺。后来，有一位老僧对智顗说："三国成一，有大势力人能为此寺。寺即成，国已清，应呼国清寺。"他所说的三国，指的是北周、北齐、陈。遂于隋大业年间，赐额国清寺。

智顗法师创立的天台宗"六妙法门"，即入静的"止观法"，是静坐的一套"调心"的根本功夫。从处理心和息的关系着手，由数息到净息，逐步达到心无所念，完全入静，其法为：

数息，默数呼吸（一呼一吸为一息），从一数到十，反复进行，数时须自然，可以初步排除杂念。

随息，心息相依，意念轻松地跟随呼吸出入，精神得到进一步集中。

止息，对于呼吸既不数，也不随，似觉呼吸止于脐下，实际上已初步做到无所思虑。

观息，于定心中返观细细出入的呼吸，似觉呼吸出入遍及诸毛孔，思想进一步澄定清澈。

还息，此时觉得完全没有必要用心观息，让呼吸随其自然，返还本原。

净息，此时心无所托，泯然清静，完全入静。

以上六步功夫逐步深入，逐步提高，最后达到至静的状态。进入至静境界时，一切感官活动和思维活动暂时停止。人在恍惚之间，好像感到自身并不存在，虚无缥缈。这种状态就是"坐忘"，现代心理学称为自己身体的客观化。

天台宗"六妙法门"和真气运行五步功法相印证，除调息方法不尽相同之外，其他的思想处理方法基本一致。如要以功夫进展相对应，其一妙即为五步功法的第一步，二妙为第二步，三妙、四妙为第三步，五妙为第四步，六妙为第五步。

三十二、道家探玄

道家是指以老子《道德经》为指导思想的学术体系，所以又称道德家。

老子，姓李，名耳，字伯阳，号聃，是春秋末年的思想家，道家创始人。最早记载其事迹的，当首推司马迁的《史记》。根据太史公所记，老子是楚国苦县（今河南鹿邑）人氏。老子一生下来就长了一对与众不同的大耳朵，双耳垂肩。聃，即耳长而大的意思。其号可能源于此。

老子曾当过周朝的守藏室史，即国家图书馆馆长，任职期间得以博览群书，学识过人。后见周朝衰败，即辞职不干，打算当个隐士。他西出函谷关时，守关的关令尹喜也是个道家，早闻李聃大名，遂邀其为上宾，请他写部书，为后人留点东西。于是老子写了《五千言》而去，无影无踪。

据《史记·老子韩非列传》载：

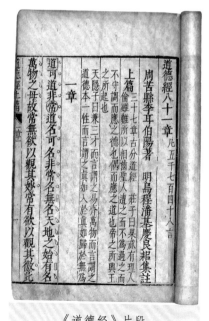

《道德经》片段

"老子修道德，其学以自隐无名为务。居周久之，见周之衰，乃遂去。至关，关令尹喜曰：'子将隐矣，强为我著书。'于是老子乃著书上下篇，言道德之意五千余言而去，莫知其所终。"给后世之人留下了不少猜想。

老子是个高人，对于政治不那么热衷，合则留，不合则去，应尹喜之请著《道德经》后飘然而去，如闲云野鹤，不知行踪。

实际上老子在长期的修行实践中，已切实体悟到了宇宙及生命的深层实质内蕴，故而形成了有别于世人的宇宙观和人生观。他就是以此观点去指导自己的人生旅途，并获得了有别于常人的生命现象和长寿。《史记·老子韩非列传》有云："盖老子百有六十余岁，或言二百余岁，以其修道而养寿也。"他留给后人的《道德经》，对此做出了高度的概括。

老子《道德经》在国际上有很高的声誉，颇受各国思想界的学者重视。据报纸记载，1988 年《道德经》英文译本的版权，经过美国 8 家出版公司的激烈竞争，最后被美国哈泼公司以 13 万美元的高价购下，即 26 美元一字！创下了版权费的高纪录。

《道德经》即《老子五千文》，又称《老子》《道德真经》，为先秦道家的重要著作，道教将其奉为主要经典来学习，从最初的五斗米道开始，古人就将《老子五千文》作为道教经典来诵习。据《魏志·张鲁传》记载："主以《老子》五千文使都习。"旧题西汉河上公作《老子章句》，凡 81 章，前 37 章为《道经》，后 44 章为《德经》。

《道德经》的中心思想是"道"。老子提出"道"这一哲学范畴，是探讨和解答宇宙本原这一问题的。他的解释显得十分玄妙，所谓"玄之又玄，众妙之门。"（《道德经·第一章》）《道德经》开宗明义就说："道可道，非常道。"意为"道"要是能够说得出，便不是永恒的"道"；真正高级的"道"，是不可表达的，只能意会。这个玄妙的"道"到底指什么？是精神的，还是物质的？这些问题在 2000 多年来一直争论不休。其实，"道"这一概念，在《道德经》中并非绝对一致，既是精神的，又是物质的。但又非精神，亦非物质，而是物质与精神的共同本原。老子认为，"道"是万物的本原，道的内部具有阴阳两种相反的力量，事物的发展就是两种力量互相作用的结果。而"德"则是"道"所发挥出的效用。道与德的关系就是体与用的关系，犹如火和光的关系，所以老子说："孔德之容，惟道是从。"《太平经》有云："道之与德，若衣之表里。"故而道德观就是道家的宇宙观。宇宙本体的道是无为的，但却能产生无不为的统御效应。

正是基于这种宇宙本原观，从而产生了道家的人生观和方法论，也就产生了具体到人的道德观念。他们认识到天道是无为的，故天道能久存不灭；人道因为有为，所以人生短暂。若欲人生长久，就须以人道去符合天道，变多欲为寡欲，从而形成心神与形体的长久共存。

要想进入无欲之境界，就必须先培养自己的品德，淡化名利色心，修人的道德，又称之为外修，外修是为内修打基础的，只有内外兼修，才能真正地进入修真的深层领域。

道家主张虚无恬憺，清静无为，认为"我命由我不由天"。

老子之后，战国时期的著名思想家庄周，继承了老子的学说，著有《庄子》一书，又名《南华经》，极力弘扬老子的清静无为思想，写情状物，文辞优美，妙语连珠。因此，后世之人把他与老子并称为"老庄学派"，将其奉为道家始祖之一。

《道德经》中有"道生一"这句话，"一"指元气（真气）。《南华经》亦有"人之生，气之聚也，聚则为生，散则为死，故曰通天下气耳"。在练功方法上，老子主张放松入静，呼吸绵绵，柔若婴儿，即"专（抟）气致柔，能婴儿乎！"庄子主张"坐忘"，即放松身体，什么也别想，让自己融入宇宙（大道）。

然而，探究修身养性，返璞归真的具体修炼方法，在《道德经》与《南华经》中并没有记载。

随着时代的发展，东汉顺帝时产生了道教，继而也有了修炼方法。由于道教也以《道德经》为最高经典，所以道教与道家二者虽然概念不同，但之间的界限是很模糊的。

道家的实修者们将修炼称为"炼丹"，有外丹、内丹之分。炼丹最早的经典之作当数东汉魏伯阳的《周易参同契》，是研究炼丹的权威著作，专门讲解养生的秘旨，借爻象而论述炼丹的要诀，把炼丹术和"大易""黄老"糅合融为一体，借用乾、坤、坎、离、水、火、龙、虎、铅、汞等法象，阐述炼丹养生的方法，被后世尊称为"万古丹经王"。由于受时代的局限，该书蒙上了十分浓厚的神秘色彩，行文恍惚迷离，而且有意用隐晦曲折的语言与比喻的手法，来陈述炼丹的要领，更兼《参同契》内容博大精深，神秘玄奥，因此，一般人不容易晓畅其义，常有不得要领的感慨。

研究道家修养，涉及内丹术的经典还有晋代的《黄帝阴符经》。"全真派"南五祖之首的张伯端，对《黄帝阴符经》极为推崇，把它与《道德经》相提并论，所谓"《阴符》宝字逾三百，《道德》灵文止五千，今古上仙无限数，尽从此处达真诠"。由此而奠定了《黄帝阴符经》作为道家经典的地位。

张伯端继承了《参同契》《黄帝阴符经》的思想，发展了钟离权、吕洞宾、陈抟的内丹学说，著有《悟真篇》，在内丹修炼上提出先命后性，由有为到无为，在炼精化气、炼气化神后炼神还虚，全面系统地介绍了炼内丹的方法，扩大了炼内丹的影响。

李少波在研读这些经典时，从中去伪存真，深入浅出，对个中奥秘一语道破。在一般人看来深奥难懂的道理，他却用一句话概括了出来："炼内丹实际上是炼真气，'丹'就是真气的凝聚。"

他对《道德经》的认识，也是高人一筹。认为《道德经》仅五千余言，但字字珠玑。老子的大智慧，源于修炼，能写出《道德经》这部修炼养生的开山之作足见其功夫之高。人脑与大自然相通，是宇宙的缩影，本来就储存着宇宙的奥秘。老子正是通过修炼，达到超常入静的状态，于是脑海深处的智力资源就被开发了出来，从而产生了千古奇书《道德经》。

读《道德经》的窍门是"悟"，而要"悟"的明白，必须要切身修炼。正是由于李少波多年的躬亲实践，所以能够对《道德经》所蕴含的深刻"道"理达到心领神会的境界。

在五千文中，他悟出《显德》篇，即《道德经·十五章》所论述的，主要为修炼者的思想行为和生理活动情况，可谓见解独到。该文曰：

古之善为道者，微妙玄通，深不可识。

夫唯不可识，强为之容。

豫焉，若冬之涉川。

犹兮，若畏四邻。

俨兮，其若客。

敦兮，其若朴。

旷兮，其若谷。

涣兮，若冰之将释。

混兮，其若浊。

孰能浊以久？静之徐清。

孰能安以久？动之徐生。

保此道者不欲盈。

夫唯不盈，故可蔽而新成。

在李少波看来，以上短短98个字，既描写了开始练功时人们的心理状态和思想行为，又描述了练功到一定程度，经络疏通，气血顺畅，呼吸旺盛，皮肤毛窍随呼吸而动的生理活动情况，也指出了练功有成后，静极生动，动极复静，后天返先天，由衰返壮，蔽而新成的道理。

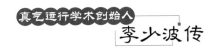
三十三、儒家探微

儒家是以孔子思想为指导的学派。

孔子，名丘，字仲尼，春秋鲁国陬邑（今山东曲阜东南）人。青年时做过委吏（管会计）、乘田（管畜牧）等小吏，50岁后一度任中都宰、司寇等职。他爱好西周传统文化，年轻时就以"知礼"闻名。

春秋时代，随着诸侯国强大，需要更多为贵族服务的人才，孔子聚徒讲学，把原为贵族垄断的典籍《诗》《书》《礼》《乐》加以整理，作为教材，广为传播。

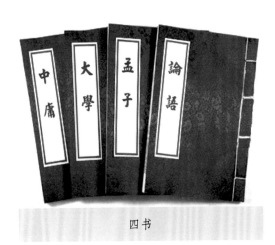

四书

孔子一生中，奋斗的目标就是恢复西周传统文化。他周游列国，奔走呼吁，试图恢复西周的礼制，以施行德政来巩固统治，提倡以"仁"为中心的道德修养。他的学说思想主要保存在《论语》一书中。

以后，孟子继承了孔子的思想，进一步弘扬儒家倡导的仁、义、礼、智、信，后世之人尊称他为"亚圣"，和"至圣先师"孔子并称为"孔孟之道"。

和道家学派不同，儒家相信人的命运是由人格化的天所决定的，自己无法改变，一切听天由命。故《论语》中提到"死生由命，富贵在天""天命不可违"。难怪孔子站在江边看着滔滔东去的江水而感叹曰："逝者如斯夫，不舍昼夜。"叹时光的流逝就像江水昼夜不停地奔泻而不可挽留。这是由于他不知何为天道，何为人命，天与人之间究竟是一种什么样的关系，所以就无从以人心去效法天心，也就不能取得天与人的统一了，只好悲叹曰："畏天命。"然而，孔子又充满着对得道的向往，曾曰："朝闻道，夕死可矣。"

据《史记·老子韩非列传》记载："孔子适周，将问礼于老子。老子曰：'子所言者，其人与骨皆已朽矣，独其言在耳。且君子得其时则驾，不得其时则蓬累而行。吾闻之，良贾深藏若虚，君子盛德，容貌若愚。去子之骄气与多欲，态色与淫志，是皆无益于子之身。吾所以告子者，若是而已。'孔子去，谓弟子曰：'鸟，吾知其能飞；鱼，吾知其能游；兽，吾知其能走。走者可以为罔，游者可以为纶，飞者可以为矰。至于龙，吾不能知其乘风云而上天？吾今日见老子，其犹龙邪！'"

由此可见，老子的告诫对孔子影响很大，令他印象深刻。

之后，他又聆听了老子不少治人事天的道理，受到了很大的启迪。

孔子的事业方向是修身齐家治国平天下，教化万民，辅佐朝政。因此，他的理论和实践，不可能专一讲道和修道。然而，他的修身养性理论，仍然属于老子的思想范畴。浏览儒家经典，"显学"中蕴含着修道的"隐学"。孔子曾说"吾道一以贯之"，可见，他对修道的重视。

李少波经过对儒家学说的探究，道破了其修身养性的要旨。他认为，被宋代理学家称为"十六字心法"的要则，实际上是儒家学派修身养性的指导思想。

《古文尚书·大禹谟》有云："人心惟危，道心惟微，惟精惟一，允执厥中。"此段文字是尧、舜、禹心心相传的治理之道。

所谓"道心"，就是指自然界的客观规律。这种规律不附带任何偏颇倾向，是唯一的、统一的规律。自然之道就是以此规律而统御着宇宙，使宇宙按这一规律而协调、有序地运动。

所谓"人心"，是指人的欲心。欲心是千变万化的，任何一种欲心都是意识的偏颇倾向，所以人心就是倾危之心。人心的倾向变化，时时扰乱着人体功能，使其逐渐趋向纷乱，最终导致人体的极度混乱而消亡。

怎样使人体有序？那就得人道效法天地之道，人心去效法道心，效法公允中和的心态，即所谓"人心不死，道心不生"，要想生道心，就得"允执厥中"。正如《周易》所说的："天地定位，山泽通气，雷风相薄，水火相射。"将人的自身视为天地，心神为天，形体为地。自然之天是清净的，自然之地是宁静的，人要效法天地就需要使心天无欲而明朗，使体地安处而宁静，如此才能称作天地定位。自然界天地能定位，便成就了高山与深泽的沟通，雷震与风动的激荡，水涌与火炎的交蒸生化，从而使自然界达到和谐运化、生生不息的状态。同样，人身的天地能定位，也能使自身的内环境和谐运化，充满生机。反之，大自然失去和谐，灾害便会随之而生，人身也会阴阳失调，百病丛生进而导致寿数的早终。

其实在上古时代，华夏并无道儒之分。先哲们都以非常精练的语言，传达着至真的哲理。所谓的"十六字心法"，最初也只有四个字，即"允执厥中"，尧就是以此四字传舜的。《论语·尧曰篇》记载了此承传过程："尧曰：'咨，尔舜！天之历数在尔躬，允执其中。四海困穷，天禄永终。'舜亦以命禹。"此间所说的"天之历数"，即指自然的规律。要理解和把握自然之规律，那就必须切身躬行，而躬行的要领就是"允执厥中"。

随着历史的推移，人们渐渐淡忘了这个治理要领，而是纷动机巧之心而施治。人心越是机巧，离道心就越远，驱入迷途而不知返，终至被纷动的烈焰燃尽自身。修道者就是要妥善地处理好人心与道心的关系，使其不即不离，不缓不急，而允执厥中。

《荀子》有云："故治之要，在于知道。人何以知道？曰：心。心何以知？曰：虚一而静。""未得道而求道者，谓之虚一而静。"由此可见，欲治天下者，必先修身悟理，而修身之要在于"心虚一而静"，如此方可悟道之真信。

《中庸》有云："天命之谓性，率性之谓道，修道之谓教。道也者，不可须臾离也，可离，非道也。是故君子戒慎乎，其所不睹；恐惧乎，其所不闻；莫见乎，隐；莫显乎，微。是故君子慎其独也。喜怒哀乐之未发，谓之中；发而皆中节，谓之和。中也者，天下之大本也；和也者，天下之达道也。致中和，天地位焉，万物育焉。"是说天的规律叫作性，能够合乎天性就是符合天道。自然之道贯彻于万事万物中，是一刻也不能脱离的。如能脱离，那就不是自然之道。所以，那些得道的人，会警戒自己的心性使之谨慎其功用，不要使眼睛去看闲杂之事，不要使耳朵听闲杂之音。如此使视听不外现，心性就幽隐不露，就能逐渐符合天性之微妙。所以君子修道都非常重视使心性归于纯净的境界，所谓"抱一勿失"。当心性中的喜怒哀乐都不萌动时，那就是心性能够处于中和的状态，当心性处于中和的状态时，就符合"道"而有条不紊。处于中和的状态，那是天道的本原。心性处于中和之态，那就是自己的天地定位了，体内的"万物"也就自然和谐的化育了。《中庸》的这段论述和"十六字心法"一样，也是要人心效法道心而修道，要人们"抱一勿失"，心无杂虑。

儒家学派的修炼也有其方法，李少波研读大量经典，从中悟出了其奥妙。

儒家的施治之道在于治本，而治本之道又始于修身而养性。此理不仅见于黄老学说，儒家经典亦时有记载。《礼记》中的《大学》对此阐述得更为系统。

《大学》曰："大学之道，在明明德，在亲民，在止于至善。知止而后有定，定而后能静，静而后能安，安而后能虑，虑而后能得。物有本末，事有终始，知所先后，则近道矣。"他认为这段论述主要就是对练功过程中每个阶段思想和生理变化的描写。所谓止者，是止于丹田，丹田为"至善之地"。真气沉丹田后，则可固定，继续培养真气。丹田真气活泼有力，可使精神专注而入静，入静了就可以安然久坐，静极而生动，产生这个动力后就能使真气沿督脉上行而通周天。这时身体会有各种生理变化，有时很紧张，而产生疑虑，经过这个过程，才能得到通督后的轻松愉快，得到常人所不能见的"天命之谓性"。只有此时，得道者才能赫然顿悟，明白宇宙的本原是不生不灭，无形无声，无此无彼，无外无内，无静无动的永恒混一。万物因它而生，又因它而灭，这就是普天之下唯一不二之道。而他所创的真气运行理法，其练功进程，完全能够与《大学》所提的"定、静、安、虑、得"各层次相对应。

第十章　事业中兴

从 1966～1975 年近 10 年的时间里，由于政治运动的冲击，中断了真气运行法的临床实践和研究。为此，他心急如焚，在做理论探讨的同时，寻找一切可能的机会，整理撰写真气运行功法的资料，为尽快能出版专著作准备。他相信，乌云早晚会散去，阳光定会重现。终于在 1976 年"四人帮"被一举粉碎，"文革"宣告结束。真气运行法经过多年隐匿而重见天日。1978 年，真气运行法被甘肃省定为医疗卫生方面的科研项目，组织研究人员开展了历时 5 年的临床科学研究，取得了显著的成绩。1979 年，他的专著《真气运行法》出版发行，昭示着真气运行事业开始走向了全面发展的道路，预示着功法中兴，事业中兴，发展前景光明。

三十四、临床研究

1975 年，真气运行法的研究和推广有了好的转机。中华全国中医学会甘肃分会真气运行法研究会正式成立，由他亲任会长，在甘肃省中医院挂牌。他将整理好的五步功法资料再三油印，给患者发放，指导他们练功，深受患者欢迎。

他抓紧时间，系统地整理《真气运行法》专著手稿。细心的人们都会发现，一位年近古稀的老人，在节假日、周末骑着自行车，带着干粮，在黄河之滨的丛林中，或在黄河北岸的公园里，一坐就是大半天，时而沉思，时而挥笔疾书。

就这样，经过近半年的努力，终于完成了《真气运行法》的初稿。为使文稿中的一些术语符合当时的形势，以免授人以柄，他字斟句酌，反复推敲，可谓是费尽了心血。

1976 年，他利用去甘肃武山疗养院疗养的机会，一方面组织各种疾病患者练功治病，观察取证；另一方面进一步修改书稿。前后 3 个月，通过对肠胃病、肝胆病、心脑血管病、泌尿生殖系统疾病等 20 多种病例的观察，功法疗效显著，甚至对有些疾病的疗效为药物所不能及。他将这些病例作为附录，写进了书稿。

武山疗养院院长发现了他的书稿，翻阅后为书中的论述所折服，一再请求让他留下来，在疗养院一起做真气运行法的研究工作。随后，疗养院派人到兰州，和省中医院协商，并请示省卫生厅，请求让李少波到武山疗养院做研究工作，省卫生厅答应等时机成熟再说。

1978 年 3 月 18 日，全国科学大会在北京隆重召开。大会提出了科教兴国的战略，并做出了两个指示，即科学技术是第一生产力，知识分子是工人阶级的一部分。科教界和广大知识分子扬眉吐气，多年来被压在社会最底层的"臭老九"终于有了出头之日。科学技术被重视，中华民族兴盛有望，满腔热血的知识分子精神为之一振，兴奋不已。

作为一个多年来济世救人的老医务工作者，李少波和广大知识分子一样，激动的心情溢于言表。他暗自思忖，真气运行事业中兴有望，如此自己多年的夙愿就能实现了！

之后，全国不少搁置多年的科研项目相继启动。甘肃省也在各行各业中挑选了一批科研项目。作为甘肃省医疗卫生方面的"拳头产品"，真气运行法被定为首批科研项目，投入人力财力开展临床科学研究。

甘肃省卫生厅尽快组织人力，由李少波牵头，制定规则，列出计划，早日投入工作。鉴于他多年来所做的贡献，甘肃省中医院遂晋升其为中医副主任医师。

同时，作为在医疗卫生事业方面有突出成绩的无党派知名人士，他还被遴选为第四届政协甘肃省委员会委员（第五届连任）。获此殊荣，使他在研究功法时更具动力。

1978年下半年，真气运行法科研项目组一行人，在他的带领下，开赴武山疗养院。

真气运行临床专题研究工作开始了！

他们首先召集了确属"服药无效"的50位高血压患者和50位肠胃病患者（以胃下垂患者居多），谓之"一高一低"。要求患者停服一切药物，纯用练功调理。在半封闭的状态下，经过3个月的练功，定期检验结果和临床观察结果，均令人满意。

这部分高血压患者，练功以前均用药物，无一人有效。有的患者血压忽高忽低，有的患者血压居高不下，都非常苦恼。经3个月的练功实践，凡通督者，血压均呈下降趋势。如一位患者自述："我患高血压和类风湿性脊椎炎，未练真气运行法之前，血压为130/120mmHg，经常头痛头晕，不敢活动。脊柱经拍片检查，从第九胸椎至第一腰椎均有增生，腰背酸痛，连翻身都感到困难。颈项强直，头转动受限，坐骨神经亦受影响，疼痛难忍。

经过60天的真气运行法锻炼，血压已下降至120/90mmHg，以上症状全部消失，只是阴天下雨时稍感不适。

练第一步功，10日内逐渐心口发热，腹内作响，脐部蠕动。练第二步功，10余日后脐下微动，热力像气流一样环绕腰部转了两圈，共发生两次，据医生讲是通了带脉。真气从尾闾上升至命门，像一个喷头向上喷水似的活动，头部左侧有蚁走感。之后半个月内，每做功四肢即有跳动感，有时身体上浮，感觉真气像有4指宽的热流从尾闾沿脊椎而直上脖子，头部气窜的现象增多，脚心随呼吸而动。再过一个星期，胸部有一种清凉的感觉直抵心口，真气又一次从命门上升，力量很大，像一股水箭喷射似地冲透枕骨，随后气流从百会顺印堂而下，一呼一吸循环往复，百会与丹田上下呼应吸引而动。再过了10余日，督脉通后浑身触动频繁，皮肤痒麻，身体忽凉忽热，忽轻忽重，大小经络相继通畅。此后练功，入静良好，外呼吸若存若无，自感无物无我，只觉一股吸引力在体内活动，身体非常舒适。

仅两个多月时间，便治愈了顽疾，身体有了重大的变化，祛走了病魔，患者喜不自胜，编了几句顺口溜以表心情：与病斗争，如上高峰；良师惠我，真气运行；至人至理，"呼"字为重；活力再生，济世良工；救死扶伤，谆谆传功；循乎自然，持之以恒；光阴易逝，流水传情；孜孜不倦，做好学生！

治疗胃下垂亦有明显效果，有3位患者有不同程度的胃下垂，多年来，神经衰弱，全身关节痛，不思饮食，食则腹部胀痛难忍，大便不正常。走路时必须用手托住小腹，行走很是困难。经常失眠，身体消瘦，易患感冒，久经药物治疗无效。

当他们听说真气运行法能使松弛的胃体恢复功能，丹田真气充实后能增加上浮力，把下垂的胃推上来，便半信半疑地开始练功。他们每天按要求练习，几天后，心口有沉重感。又过了几天，每次呼气心口便感到发热，胃部觉得比以往舒服，消化也随之好转。初步取效后，使他们信心大增，感到所听之言不虚，立志坚持锻炼下去。

练功至20天时，小腹跳动，感到胀满，排气较多。走路腹痛减轻，饭量有所增加。25天后，睡眠转好，食欲大增。40天后，两臂、两腿内侧及手脚心部有跳动发热感，会阴发痒发热，面部痒麻跳动，肩背部有一股力量由颈后往上冲，直达头顶，头被冲得摇动，头皮奇痒，印堂和鼻骨感到拘束发紧，两腿、两臂外侧跳动也很频繁。60天后，每一呼气，真气便从任脉下至丹田，一吸气真气从尾闾上升至头顶百会，每一呼吸全身都感通气。此后，全身疼痛消失，行走轻快有力，肚子也没有坠痛的感觉了，胃下垂的症状全部消失了。体重也有所增加，有的增加6斤，有的增加7～8斤。70天后，每次练功就感到丹田与百会之间有一种力量互相吸引，全身舒适，小腹更加饱满，能感到胃部被往上托。

练功所取得的明显效果，使他们无比兴奋，见人就说："真气运行法是人体健康的护身法宝。"

以后，科研项目组继续召集各种疑难慢性疾病患者，每期3个月，专病专治，定期取样送往兰州的医院化验检测，同样证明真气运行法治病效果明显。

1979年，甘肃省第一所中医高等学校——甘肃中医学院（现甘肃中医药大学，下同），经国务院批准成立。

建校伊始，需要在中医方面有较高造诣的师资团队。作为甘肃省的名老中医，真气运行学术的创立者和带头人，他被选调到甘肃中医学院任教，教学岗位定在针灸系。

学院考虑到真气运行法科研项目正在运作之中，不便中断，便与甘肃省卫生厅协商，协商结果为"项目随人走"，真气运行法科研项目由省中医院移交至甘肃中医学院，原班人马不动，继续搞研究。

甘肃中医学院得知在李少波需要在离兰州200多公里的武山搞科研，有些化验检测项目根本无法进行，来回颠簸，耗时费财，很不划算。征得省卫生厅的同意，重组科研点，地点定在兰州市东郊。

这样，在甘肃中医学院的领导下，真气运行法科研项目在兰州又继续进行。

经过两年多艰苦细致的工作，观察、治疗了数以千计的患者，通过科学手段化验检测，证明真气运行法对已观察到的高血压、心脏病、糖尿病、胃下垂、心脑血管疾病、肠胃病、肝胆病、类风湿关节炎、肺气肿、早期肝硬化、内分泌紊乱、顽固性皮肤病、早期癌症等80多种功能性、器质性疑难病症均有较为显著的疗效。练习真气运行法，人体的免疫水平能普

遍提高，可使内分泌皮质醇含量降低，从而对祛病延年、健康长寿到积极
作用。

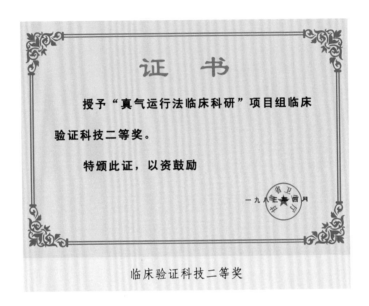

证　书

授予"真气运行法临床科研"项目组临床

验证科技二等奖。

特颁此证，以资鼓励

一九八三年　四月

临床验证科技二等奖

1983 年初，历时 5 年的真气运行法科研工作告一段落。在李少波的主
持下，写出了内容翔实的科研分析报告。1983 年该科研项目被评为甘肃省
卫生厅真气运行法临床验证科技二等奖，受到了有关部门的好评与鼓励。

三十五、专著出版

在他去武山疗养院搞科研之前，《真气运行法》的书稿业已完成。慎重
起见，他又作了详细地推敲和审改，由甘肃省中医院审阅后交给出版部门。

1979 年下半年，甘肃人民出版社出版了《真气运行法》，该书在全国
发行，深受读者欢迎，一度出现供不应求的局面。以后，该书两次改版，
数次重印，总印数达 100 多万册，畅销全国各地和海外。

《真气运行法》科学性强，说理清楚，文字朴实，所述功理功法简明易
懂，便于操作。

该书开门见山，首先提出：人体生命活动需要能量，中医学将这种能量称为真气。真气是生命活动的物质基础和动力源泉。旺盛的真气运行，既是生命活动的体现，又是抗病免疫、健身延年的保证。培养真气，促进真气运行，能充分调动人体内的本能力量，有效的和疾病衰老做斗争，从而达到健康长寿的目的。身体和真气的关系可简单地描述为真气充足身体健康，真气不足身体衰弱，真气消失生命结束。

关于真气的来源，书中指出：真气有先天和后天之分。先天真气与生俱来，由元精所化生，也叫元气。后天真气是由口鼻摄取的氧气和养料（古称阳精阴精），随血液循环到达组织间隙，被细胞摄取后，在氧化过程中产生的热和能。人在生活过程中，元气不断消耗，因此需要得到后天之气的不断补充，才能化源不绝。

真气怎样才能运行呢？书中说：真气在经隧中运行，是借助于呼吸的推动，有节律的布达全身。呼吸是一种机械式的运动，当吸气时，胸胁向外向上，横膈膜下降，这时胸腔扩大，腹腔相对缩小，小腹受压。胸腔和腹腔的这种运动，使内在真气流动起来。当呼气时，两胁向内向下，横膈膜上升，胸腔缩小，腹腔相对扩大，因而胸腔真气受到压力，即沿任脉下行入小腹（丹田），形成"心肾相交，以补命火"。这是真气运行法的重要环节。

既然呼吸运动是真气运行的动力，那么，练习真气运行法就必须从调整呼吸入手。有节律的呼吸是由于大气压与肺内压共同协调的作用，基于肺内压负于大气压的原理，吸气是很自然的。为了达到真气运行的目的，在调息上要求必须注意呼气。注意呼气是为了多排除一些浊气，肺内空虚使肺内压降低，便于大气输入，有利于进行气体交换，吐故纳新。长期注意呼气，则可顺应自然规律而巧夺天工，夺取天地之正气。加强呼气的生理活动，便可使心火下降，振奋脾阳；吸收能源，化生能量；培养真气，积气冲关，还精补脑，返璞归真，恢复先天生理机制。

书中重点叙述了真气运行五步功法及其操作要领。

第一步，呼气注意心窝部。要求在每一次呼气时，意念随呼气趋向心窝部，吸气任其自然。久久行之，真气即在心窝部集中，会感到有一股热流注入心窝部。这是真气集中的表现。

第二步，意息相随丹田趋。当第一步做到每一次呼气时即觉心窝部发热时，就可呼气时注意丹田。做到每一次呼气时都感到有一股热流送入丹田，这时便完成了第二步功。

第三步，调息凝神守丹田。当第二步做到丹田有明显感觉时，就可以将呼吸有意无意地止于丹田。呼吸要自然，只将意念守在丹田部位，用"文火"温养。

第四步，通督勿忘复勿助。第三步培养丹田力量，丹田充实到一定程度，即沿脊柱上行打通督脉。在上行时，意念随上行的力量，谓之"勿忘"；若行到某处停了下来，也不要用意识向上导引，谓之"勿助"。丹田力量充实，自然会继续上行。

第五步，元神蓄力育生机。第四步真气通过风府穴（玉枕关），说明已经通了督脉。通督后，大脑皮层的保护性抑制力量加强，肾水不断地灌溉脑髓从而还精补脑。原则上仍是守丹田练功，如感到头顶百会穴出现活动的力量，也可意守头顶，使力量稳定，要灵活掌握。

该书还对练功的具体要求，功效反应，功理知识做了详尽的介绍，实为真气运行法实践者的"良师益友"。

很多专家、学者阅读《真气运行法》后，都给予了高度评价。

被誉为"中医泰斗"的吕炳奎，当时出任国家卫生部中医司司长，他说："李少波教授提出的'真气'与'真气运行法'，道出了人体生命活动的真谛。经多年实践证明，功理与功法密切结合，易懂易学，易于普及，确为科学的医疗保健功法，深受广大群众好评。"

著名科学家、科普作家高士其说："真气与真气运行法，是中医学宝库中的瑰丽明珠，是中华民族灿烂文化的组成部分。它流传千年之久，纵横千万里之广，在强身祛病、益寿延年、涵养道德、陶冶性情上，有着神奇的作用。无疑这是一门科学，有待于深入的研究，也有待于广泛的普及。"

出于对真气运行法的热爱，高士其逢人便宣传锻炼真气运行法的好处。他时常对人讲："我在1981年的全国科普作品发奖大会上，结识了李少波先生。此后我坚持做功，感到真气运行法简单易行，行之有效，实为广大群众日常生活中的一种良好保健之法。它的推广和普及，不仅将为个人带来健康与欢乐，亦将为家庭带来幸福与美满，同时能够使人们以更充沛的体力和精力投身于祖国的社会主义建设中去，为振兴中华，实现四化做出积极的贡献！我谨祝李少波先生的'真气运行法'在造福于民的事业上发挥更大的作用。"

中科院力学研究所早期参加革命的老干部区德士先生，对真气运行也有很高的评价。他经过实践之后，对真气运行法予以了充分的肯定："李少波的真气运行法，为我国医学宝库又增添了一件珍品。它的可贵之处，在于顺应自然、朴实无华，其节律性、规律性和重复性都很好。在练功的过程中，学功者自我感觉的有关现象都能用仪器来测定，这给人体生命科研工作带来便利，值得我们科研工作者进一步研究。"

原甘肃省卫生厅副厅长、中华全国中医学会甘肃分会理事长柯与参说："喜读《真气运行法》，不觉耳目为之一新。该书理论采自《内经》及前人有关著述，抉择适当，援引新颖。所提出的'真气'和'真气运行法'，以有别于所谓'气功'的概念，非为标新立异之意，实有深究正名之心。简明实用，易学易会。若能依法练功，见验之时指日可待。有病可治，无病可防，乃健身延年之良法。李少波老医师，年已七旬，鹤发童颜，举步轻捷，一望而知为此法有得之人。他自己行之有效，许多病例经他指导也行之有效，其价值是可以肯定的。是书问世，必将有不少全功速成者涌现。"

1980年，他所著《真气运行法》被中国科学技术协会、国家出版事业管理局、中央广播事业局、中国科普创作协会评为全国新长征优秀科普作品三等奖。同年，又被甘肃省相关单位评为甘肃省新长征优秀科普作品一等奖。中共甘肃省委、甘肃省人民政府于1986年授予甘肃优秀图书奖。

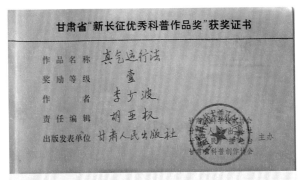

甘肃省新长征优秀科普作品一等奖

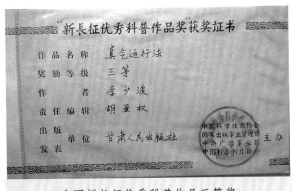

全国新长征优秀科普作品三等奖

1982年，甘肃人民出版社将《真气运行法》一书推荐到前西德、日本、朝鲜等国展出，引起了强烈的反响。

当时在西安某高校任教的前西德医学博士约瑟菲娜·蔡勒尔夫人锻炼真气运行法后，感触良多。她专门写信给甘肃人民出版社。来信称：

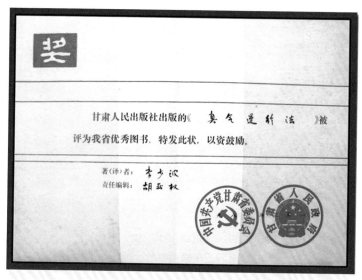

甘肃人民出版社出版的《真气运行法》被评为我省优秀图书，特发此状，以资鼓励。

著(译)者：李少波
责任编辑：胡玉权

省优秀图书

"我读了你们出版社发行的由李少波所著的《真气运行法》一书，并译成了德文而且也做了练习。

我非常感激李少波先生对真气运行的描述。当我在西安做教师工作15个月之后，将带着十分丰富的知识返回德国。

他对理论的描述是如此的广泛而清晰，以至于我将这一具有治疗疾病的全新知识运用于我的治疗实践之中。

通过我自己的练功经验，证实了气的整个理论，书中描写的所有现象我都已亲自经历过，使我对世界的认识有了彻底的更新。"

在信的最后，她恳切地说："我非常乐意和李少波先生建立联系，如果他对此有兴趣的话。"

可惜的是，当这封信转到李少波手里时，已经是半年以后了。这时约瑟菲娜·蔡勒尔夫人已回国多时。

1985年，甘肃人民出版社又将该书印成精装大字本，发往香港展出，介绍给国际友人，同样引起了轰动的效应。

1986年，他对《真气运行法》又进行了补充完善，题名《增订真气运行法》，由甘肃人民出版社出版发行。

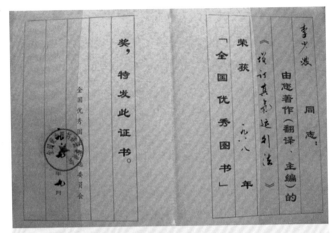

全国优秀图书

1989年，该书荣获全国优秀图书奖。

1993年，又补充了五禽导引法和漫步周天导引法等动功内容，易名为《李少波真气运行法》，由甘肃科技出版社出版发行。经过几次修订，使真气运行法功理功法内容更趋全面。

三十六、传道授业

1982年，甘肃中医学院成立了真气运行研究所，李少波出任所长，专门开展真气运行学术研究。

从此，他除给学生讲《针灸学》和《真气运行法》等课程外，主要精力仍然放在真气运行学术研究方面。

他身兼两职，既要在中华全国中医学会甘肃分会真气运行法研究会主持工作，又要负责学院真气运行研究所的业务。年逾古稀的老人，以旺盛的精力，顾此又顾彼，忙得不可开交。

研究会应患者的要求，继续办真气运行法培训班，每期3个月，他亲自主持、讲课。省里有关的领导也非常重视，培训班结业时都去参加。听患者谈体会，听办班总结报告，表现出了极大的热情。

在学院研究所，他做了大量的真气运行基础理论研究。短短两年时间，他亲自撰写的科研论文就达十余篇。如《真气运行法功理》《生命锁钥——真气运行法》《真气运行法简介》《真气运行问答》《通督的几种正常反应》《真气运行法对人体生理的影响》《真气运行理论基础》《真气运行法对慢性病患者细胞免疫的影响》《变革人体的几个历史阶段》《人体生命活动模式》《人与自然》等。

这些论文，有的发表在甘肃中医学院办的《医学资料汇编》，有的发表在国家级刊物上，有的发表在香港《大公报》，扩大了真气运行学术的影响。

从1979年至1982年，海内外很多媒体报道了真气运行法。《甘肃日报》《兰州晚报》《甘肃科技报》、甘肃人民广播电台、甘肃电视台以及香港《大公报》、澳门《澳门日报》等，相继介绍了真气运行五步功法，宣传真气运行法的科研成果，对其给予了充分肯定。

1981年以来，真气运行法成为了不少人的热衷追求，出现了全国各地都有不少人要求学练的局面。

为了满足人们的需求，在学院的安排下，他先后辗转数万里，在全国近20个省、市、自治区从事教学活动。还在国内一些高等学校，如北京体育学院、南京中医学院、陕西中医学院、西安交通大学、兰州大学、西北民族学院、甘肃老年大学等学校进行中医理论讲解与实践指导。他因此被兰州大学和甘肃老年大学聘为名誉教授。

1981年9月，他应陕西省卫生厅、陕西中医学院邀请，亲赴西安讲学传功。先后在西安交通大学、第四军医大学、陕西中医学院等高等学校，做了10多次关于真气运行法的学术报告，得到了广泛的好评。

随后，中华全国中医学会陕西省分会还招收了近60名患有各种疑难杂病的患者，请他教练真气运行法，以功法治病。短短一个月时间，参加者都练通了督脉，效果很好。

陕西中医学院的一位女教师，大腿上长了一个毒瘤，在医院做手术摘除了，不料过了一段时间，另一条腿上又长出一个。适逢他在西安传功，这位女教师特意参加练功。练了20多天，腿上的毒瘤奇迹般的消失了！她非常高兴，逢人便讲真气运行法的奇效。

陕西省政协的一位常委，当时已经80多岁了，是练功者中年龄最大的一位。练功、听课都非常认真，每次都坐在第一排。他练功刻苦，通督也快，兴趣也最浓厚。每次做学术报告，不论到什么地方，他都跟随前往，从不缺席。

通过练功，这位老者对真气运行法深有体会，感慨道："这些事过去只在书上看到，听别人讲到，认为不可信，也高不可攀。现在是真人真事，真气真功，真法真传，真是千载难逢，越听越有意思。"

在西安讲学期间，一次偶然的机会，他去到一家书店，发现那里有《内经图》出售，喜出望外，立即购得一幅。经反复研究，竟感觉图中所绘所述和真气运行五步功法丝丝入扣。

后来他结合五步功法的功理，对《内经图》做了详细的解释，写出了《内经图释义》，印成单行本，在内部发行，深得专家学者和功法修习者的赞同。

1982年6月，一场全国性的科学研讨会在江西庐山召开，各省、市、自治区及有关的高等学校、科研单位共300多人参加。他作为特邀代表，出席了这次研讨会。

利用这个机会，他在研讨会上做了关于真气运行法防病治病机理的学术报告，使参会者耳目为之一新。两个小时的报告，多次被掌声打断。报告结束后，会议厅里雷鸣般的掌声经久不息。出席会议的区德士等专家，对他的学术报告也给予了高度的评价。各省、市、自治区的参会代表纷纷到他的住处，咨询功理功法，并热情地邀请他去各个代表所在的省、市讲学传功。

1982 年 8 月，他利用学院放暑假的机会，去辽宁鞍山疗养。住在疗养院，人们知道来的这位学者原来就是真气运行法的创始人，不禁喜出望外，正所谓"踏破铁鞋无觅处，'请'来全不费功夫"，大家纷纷请求他讲学传功。却之不恭，他便在疗养院办了一期培训班，义务传功，也取得了明显的效果。

不料，黑龙江省卫生厅知道了他在鞍山的消息，便派人专程接他去哈尔滨教学传功。

在去哈尔滨的火车上，他正巧和北京某新闻单位的一位记者在同一包厢里。这位记者见他是一位慈祥的老人，便问："您是哪里人？"

"我是从甘肃兰州来的。"

听到他的回答，对方非常惊讶，随即又说："甘肃不简单，人才不少啊！"

"何以见得？"他问道。

"全国各地谁不知道，一个《读者文摘》，发行量几百万；一个真气运行法，学练的人多极了！"记者说。

他听后只是笑了笑。

到哈尔滨后，办了一期培训班，报名者有 60 多人。通过一个月的练习，都通了督脉。

下篇
正道布天下
（1983～2011）

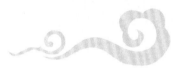

通于天地者，德也；行于万物者，道也；上治人者，事也；能有所艺者，技也。技兼于事，事兼于义，义兼于德，德兼于道，道兼于天。

《庄子·天地》

至道流行，徵音累属，千载之后，方显大圣之慈惠无穷。

唐·王冰《重广补注〈内经·素问〉序》

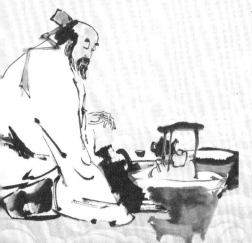

第十一章　普及推广

20世纪80年代以来，他所创编的真气运行法，在社会上得到迅速传播。真气运行法以其独特的风格和显著的疗效，赢得了人们的一致好评和欢迎。他先后亲赴陕西、河北、辽宁、吉林、黑龙江、江西、河南、宁夏、江苏、广东、浙江、福建、山西、北京、安徽、上海等多个省、市、自治区讲学传功，推广真气运行法。所到之处，人们无不被真气运行法的神奇疗效所折服，无不为真气运行独到的学术思想而赞叹。

三十七、南下江西

他在庐山的学术报告，引起了人们对真气运行法的浓厚兴趣。各省、市的参会代表，热情地邀请他去讲学传功。

1983年3月，江西省卫生厅和江西中医学院，在南昌举办全国真气运行法讲习班，时间3个月，特意邀请他赴赣讲学。江西省卫生厅指定由江西省中医药研究所组织课题研究小组，观察研究真气运行法的临床效果。

这次讲习班，实际上是骨干培训。参加者都是各省、市选派的具有中级以上专业技术职称的业务人员，以主治医师居多。学员来自江苏、浙江、安徽、福建、广东、广西、湖北、吉林及东道主江西，共80多人。

江西省委、省人民政府对这次活动极为重视。他一到南昌，省委、省政府有关领导立即前往他的下榻地，对他进行了亲切慰问。并叮嘱工作人员，一定要做好接待、生活和保卫工作，闲杂人等不得打扰，以保证休息和正常工作。

开班仪式非常隆重，省领导及有关部门的负责人都来出席。主管卫生工作的副省长发表了热情洋溢的致辞，对真气运行法给予了高度评价，认为真气运行法功理科学，功法配套，有静功、动功，是优秀的中医养生方法，勉励参加学习的各省代表，珍惜这次难得的机会，学好理论，亲身实践，取得好的成绩。

《江西日报》对这次活动做了重点报道，《南昌晚报》还跟踪采访办班情况，多次进行专题报道。

讲习班以真气运行五步功法为主要内容，要求参加者亲身实践，认真学练，一步一步取得成效，最终达到通督的目的。然后结合实际，开展理论讲座，进行学术研讨。与此同时，科研小组定期取样进行检测，开展临床研究。

江西中医学院的不少教师也都前去旁听，而且主动参加练功实践活动。

无论是参加讲习班的学员，还是旁听者，大家练功都非常认真。一个月左右，绝大多数人都通了督。

江西中医学院有一位女教师，患有"肺空洞"。过去多方治疗，没有多大效果。练功20多天，突然连续几天都出现大吐血，自己很害怕。周围的人都劝她说别练了，以免发生不测。她犹豫不决，向李少波陈述了自己的病史和练功情况，请教解决的办法。李少波经过详细检查后，确认了患者的病情是稳定的。就向她耐心地讲解了真气运行的治病机理，说明真气冲刷病灶经络，推陈出新的道理，鼓励她坚持下去，不要半途而废。

这位教师的顾虑被及时消除，又继续练功。几天后，吐血现象不见了，感到轻松了许多。练至40天左右，通了督脉，病情随之好转。以后练功，更加勤奋认真，有时在家里练功，连续能坐6个多小时。

讲习班结业时，去医院检查，X光片显示"肺空洞"完全好了，她高兴得手舞足蹈。医生感到很惊奇，询问后，才知道是通过练真气运行法治好了病，医生也十分佩服。

江西中医学院一位讲《内经》的副教授，每次李少波讲功理功法时，这位教授都去听，而且认真做笔记，越听越觉得有道理。很感慨的对他说："李教授，我给学生讲了 10 年《内经》，有一些道理自己也不太明白，这次听了你讲的课，使我明白了其真蕴。真是听君一席话，胜读十年书啊！"

讲习班期间，江西省中医药研究所组成的科研小组，开展了真气运行法的专题研究，也取得了满意的效果。

他们首先做了"真气运行法对唾液腺分泌的影响"的实验研究。

现代医学认为，唾液腺的分泌功能主要受副交感神经的控制，唾液流量和唾液淀粉酶分泌率的变化，可以部分反映支配唾液腺的副交感神经兴奋性的变化。

科研小组对参加讲习班且已经练通督脉的 10 名医务工作者，进行了观察测定。发现在诱导入静阶段，大部分练功者唾液流量和淀粉酶分泌率较练功前降低，反映了唾液分泌中枢和副交感神经兴奋受到抑制；当进入真气运行阶段之后，大多数练功者唾液流量和淀粉酶分泌率都较前有明显的增加，反映了唾液分泌中枢和副交感神经兴奋性的增加；在练功全过程中，大多数练功者唾液流量及淀粉酶分泌率呈"V"型变化。研究认为，通过真气运行法的锻炼，能使人体副交感神经兴奋，因此可达到休整康复，积蓄能量的目的。

在讲习班的后一个阶段，科研小组和南昌三三四医院合作，进行了"真气运行法诱发产生干扰素"的研究。

该研究历时 4 年多，此期间对 56 例练功者进行了测试和临床观察，于 1986 年完成了该项研究。

干扰素是一种强有力的生理性抗病毒物质，且有抗肿瘤和免疫调节作用，能增强自然细胞与吞噬细胞的活力，有利于控制感染。干扰素的发现，在病毒学界及生物学界引起了广泛的重视。它的来源一般分为外源性和内源性两种。外源性干扰素是在实验室制得的，价格昂贵，来源困难；内源性干扰素是通过诱导剂刺激机体自身产生的。

通过临床研究证明，真气运行法的确能使多数慢性疑难病患者的临床症状缓解，抗病能力增强，机体功能改善。

实验显示，真气运行法通过调整机体的内环境，能激活和释放干扰素。

实验研究认为，真气运行法之所以能强身防病，干扰素应是产生生理效应的物质基础。至于诱导产生干扰素的机理，应是在诱导淋巴细胞转化的同时而激活和释放的。

以此研究为契机，科研小组还和江西医学院第二附属医院肿瘤科、解放军第二军医大学微生物教研室合作，做了"真气运行法诱生干扰素治疗恶性肿瘤"的实验观察。

该实验纳入了18例恶性肿瘤患者（其中肝癌4例，胃癌4例，结肠癌3例，非何杰金氏恶性淋巴癌3例，胰头癌、乳腺癌、肠系膜脂肪肉瘤、睾丸胚胎性瘤各1例），对这些患者用真气运行法治疗，练功1~3个月，全部病例均测出了干扰素。所有患者自觉症状改善，对化疗耐受性增强。

分析认为，干扰素对肿瘤确有一定疗效。其作用机理是通过抑制致癌因素，或抑制癌细胞分裂，或增强机体抗癌免疫力，从而取得临床疗效。遗憾的是干扰素价格昂贵，产量很低，供不应求，降低了其使用的价值。因此，促使患者自身多产生干扰素，不失为一种既有效又经济的方法。

本实验18例恶性肿瘤患者，练功前无一例血中测得有干扰素，经过真气运行法的练习，明显地诱导产生了干扰素。同时患者的症状和体征有不同程度的改善，部分实验指标趋于好转。这提示了真气运行法治疗肿瘤的机制与诱发干扰素的产生有关。

江西南昌的真气运行法讲习班，不仅为有关省市培训了骨干，宣传了真气运行，而且带动了江西的真气运行科研，证实了真气运行的临床效果，扩大了真气运行学术影响。

南昌的讲习班刚结束，他又应邀到瓷都景德镇连续作了两场学术报告，随后又去江苏南京讲学。

每到一地，人们都非常热情地欢迎他，表现出了对真气运行热切的向往和追求。

三十八、蜚声中州

1985 年 5 月，河南省体委和河南中医学院（现河南中医药大学）邀请他去郑州办培训班。在此之前，已有 70 多名慢性疑难病患者报名，要求练功治病。

这次培训班历时三个月，凡参加者都练通了督脉，治愈了多年的疾患。有不少典型的病例至今还为很多人津津乐道。真气运行法的神奇效果震动了中州大地。

郑州市第二仪表厂的一位 57 岁的退休女工，身患肾炎、胆囊炎、子宫肌瘤等疾病，曾做过 4 次手术，几乎常年住医院，中西药不知用了多少，毫无效果。终日头晕、心悸、胁痛、手脸肿胀。继之又患"脱发"症，头发大部分脱落，唯后枕部还有几缕稀疏的头发，貌似老翁，很是苦恼。

听说真气运行法培训班开办的消息后，她迫不及待地前去报名参加，想通过练功，解除疾病折磨的痛苦。

练功两天后，心窝部感微热，两手发麻，手脸肿胀感有所减轻，心里很高兴。练功一周时，肠鸣音增加，矢气较多，脘腹胀满好转，便秘缓解，食欲大增，精神转佳。练功半月感到右胁下阵阵发热、发痒，疼痛感逐渐消失。

20 多天后，头部发痒，发热，有如针刺一般。月余后头上有白色绒毛长出，额头出现了抬头纹，脸部、手部肿胀消失，腰背部沉重、疼痛得到缓解。

练至 40 天时，头皮发紧，百会穴跳动。两肩发痒，全身发热如蚁行，头发渐长，由白色而转灰色。两个月的时候，反应迟钝明显好转，记忆力较前增强，头晕、心悸基本消失。

取得如此明显的成效，使她的信心大增，每天除在培训班练功外，回家也抽时间加紧练习。有几次她练功入静时便感到右眼发痒，流泪不止。功后发现右眼因外伤引起的翳子，已明显消退。意外的收获，梦幻般的疗效，如同兴奋剂一样，使患者欣喜若狂，逢人便讲真气运行法的神效，劝导周围的人都快练真气运行法。

当她练功 80 余天时，在某一次练功时，她感到有一股气流沿脊背上升，头重如裹，头皮奇痒。持续一小时后，忽然头部轰鸣，两眼闪光，面部酥麻。她不知何故，收功后询问专家，才知道是通了督脉，她高兴极了！

培训班结束时，她的头发已全部长出。身患的各种疾病多数痊愈，头脑清醒，步履轻捷。她激动地说："感谢李大夫千里传功，感谢真气运行法，帮我治愈了多年的疾病，使我恢复了青春。"

培训班的好消息一个接一个，而最具轰动效应的是郑州铁路局工务段水电队的一位女职工。

患者是一名普通铁路工人，以前身体非常健康。不幸的是在一次施工中因乙炔罐爆炸，身受重伤。右腿胫骨粉碎性骨折，胫骨上端骨折；左膝关节脱位，韧带断裂，动脉与静脉血管全部断裂；骨盆粉碎性骨折。血压 40/20mmHg，脉搏、心跳微弱，生命垂危。

在练功之前，该患者曾做过 6 次手术。术后由于伤口感染化脓，左膝关节未能复位；骨盆、左右趾骨、坐骨错位未能愈合；左腿内翻，两踝关节、双膝关节强直，不能活动；两腿不能正常分开，活动受限。

由于肌腱和血管都是手术缝合连接，血脉流通不畅，致使两腿冰凉、麻木、肌肉萎缩，不能站立，稍一活动便疼痛难忍。

经河南省各大医院和省外医院的多次诊断，都说像这样的综合性外伤，能保住生命就不错了，治疗也没有什么好的办法。

就在她痛苦万分的时候，听说李少波应河南省有关部门的邀请，千里迢迢来郑州传授功法，听别人讲，真气运行法能治疗疑难病症，于是她抱着试一试的想法，参加了培训班。

练功 5 天后，她感到心窝部发热，继而热感逐步下移。之后练功感到手脚热、胀、麻，像触电一样，尤其双膝关节及左髋骨部更明显。手术过的部位和刀口疼痛难忍。

经过几天的锻炼，真气终于冲过了伤势最重的部位。皮肤由苍白逐步变红，血管明显变粗，萎缩的肌肉得到恢复。两腿也感觉有了力量，右膝关节能伸展了，在搀扶下可以站立，还能勉强移动几步。

由于她练功刻苦，仅用了 9 天时间就疏通了督脉，全身发生了激烈的生理变化。20 天以后，双膝关节与骨盆处发出"咯吱咯吱"的响声，左腿自发外蹬，似有一种强大的力量向外拉，疼痛钻心。

这时，她产生了疑虑，不知该怎么办，甚至不想再继续练功。

得知这种情况，李少波找到她，对她进行了全面检查，检查后耐心地解释这种现象属于自我治疗、自我修复的过程，是疾病恢复的好兆头，鼓励她继续练下去。

果然 3 天后疼痛消失，两腿轻松，扶着墙能走几步了。右膝关节可稍作弯曲，内翻情况得到改善，双腿分开幅度较前增大，左膝关节的情况也明显好转。她去医院拍片检查，与练功前比较，病情大为好转！

练功两个多月后，体内的变化太大了。真气到哪里，哪里就发生自发性的功能运动。

当时她激动地拉着李少波的手，热泪长流，一句话也说不出来。在场的学员也都很高兴，热烈鼓掌祝贺。

培训班还没结业，这位患者就能自己扶着栏杆下楼，由病房走到练功房，又从练功房走到食堂吃饭，距离大约60多米。这是她一年多来第一次走路，第一次上下楼，是非常惊人的60米。百日功满后，已行走自如。做饭、洗衣等家务活均可自理，再也不需要别人照料了。

培训班结束时，去医院检查，据骨科医生诊断报告：原病例脊椎向右倾斜为20度，现脊椎倾斜度得以纠正，约为10度左右；原骨盆上提，现降低约2.5cm；原左髋与脊椎的夹角为30度，现夹角度为50度；半脱位的左膝关节已复位；原关节粘连，现在膝关节已有明显的间隙；原两腿分开的程度为20度左右，现为60度左右；原左腿比右腿短4cm，现为1cm；两足踝关节，以前都是强直的，现在可以成90度，活动自如；原右腿腓骨和右膝关节都由金属螺丝固定，骨科医生说需固定两年，通过练功，100天后就取出了螺丝。

之后，她一直坚持练功。1989年去医院复查，拍片检查后医生说："各受伤部位骨痂增厚，无其他异常。"

据骨科大夫讲，成年人骨质到一定程度就不会有新的变化，骨质受过重伤的人，骨痂增厚真是不可思议。

当她告诉医生这是练真气运行法的结果时，医生们都啧啧称赞。

得知真气运行法治愈了很多人的疑难病症，河南省有关部门的负责人，前往培训班现场了解情况，向他请教功理功法。所见所闻，使他们大开了眼界，连声赞道："这样优秀的功法，太值得推广了！真气运行法真是中华民族医学宝库的瑰宝啊！"

三十九、五赴羊城

"最近，真气运行法的发明者，甘肃中医学院教授李少波南来羊城，主办真气运行法讲习班。这期讲习班只办了20天，有三分之一的学员身患的疾病已有明显好转。有一位从武汉来的学员，曾做过3次胃切除手术，胃已切除五分之四，平时每餐只吃2两饭。参加讲习班练功后，每餐能吃5

两饭，身体也壮实多了。

我们登门拜访李少波，谁会想到，站在面前的养生大师，虽说年届80，却仍鹤发童颜，精力充沛，举步轻健，思维敏捷。

真气运行法是综合我国历代各派功法，以《内经》真气运行学说总结而成的。真气运行法根据生理机制的需要，用特定的方法，集中思想，调整呼吸，培养真气，贯通经络，促进细胞的新陈代谢，增强大脑保护性抑制能力，有效地调动人体生命固有的抗病本能，从而达到防病治病、强身健体的目的。该功法不仅对慢性病有效，且无禁忌证和副作用，被称为'医疗养生保健'功法。

据介绍，八旬老翁关中哲，原患高血压，走路需要扶手杖。练功两个月后，血压便从 180/80mmHg 降为 140/80mmHg。当他弃杖而行时，满怀信心地表示要练好此功，变'风烛残年'为'老当益壮'。患胃下垂的程继先，练功前每逢进食则腹部胀痛难忍，连走路也需用手托着小腹，久经药物治疗无效。练功 60 天后，进食不再腹痛，食量增加，体重增加了 3 公斤。

为了使真气运行法造福人类，甘肃省真气运行法研究会已办了 65 期学习班，结业的学员有 4000 多人。李少波写成 10 多万字的论著《真气运行法》，获全国新长征优秀科普作品奖。真气运行法临床实验，获甘肃省真气运行法临床验证科技奖。他高兴地说：'能推广普及真气运行法，使更多的人强身祛病，我便深感安慰了！'"

以上是由《羊城晚报》记者廖炜业、魏锦坤写的题为《医疗保健一妙法——甘肃中医学院李少波教授谈真气运行法》的报道。

该文登载在 1989 年 5 月 18 日《羊城晚报》第 2 版。

这则报道从侧面反映了他第 3 次赴广州讲学传功的情况。

之前，他曾两次到广州讲学传功。

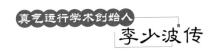

第一次是 1987 年 12 月，应邀赴广州举办真气运行法讲习班。办班前，广州已有 70 多人报名。人们翘首以待，热切地盼望他早日到达。

他抵达广州的当天，顾不上旅途劳顿，即在广州军事体育学院，作了一场学术报告。

报告以《内经》理论为纲，讲述真气运行法功理及防病治病机理。偌大的会议厅中座无虚席，人们听得聚精会神，被他的生动演讲所深深吸引。长达 4 个多小时的报告一结束，会场顿时响起了雷鸣般的掌声。当场又有 100 多人报名，要求参加讲习班。

这期讲习班时长为 20 天。在他的精心指导与合理安排下，绝大多数的人都练通了督脉。

深圳市汽车维修测试公司，知道李少波在广州讲学的消息后，立即派人到广州请他到该公司办班，以提高职工的健康水平。

1988 年 1 月，他又前往深圳市义务传授真气运行法。

这是一个新成立不久的公司，专司汽车维修测试。全公司职工 100 多人，几乎全部参加了课程。经理带头，大家听课、练功都很认真，并且取得了明显的效果。

《深圳特区报》记者曾纪允现场采访了这次活动，写了《李少波亲临传授——真气运行法效果好》的报道，于 1988 年 2 月 20 日在《深圳特区报》第 1 版登载。该报道称：

"由甘肃中医学院年近八旬的李少波医生传授的真气运行法，简明易学，收效快。

在深圳市汽车维修测试公司的练功现场，68 岁的陈老伯告诉记者说：'我患双肩胛痹痛病 30 余年，经多方治疗，都不能去病根。这次李少波先生亲自传授真气运行法，练功到第 8、9 天时，左右肩胛部先后犯病似的痹痛起来，但真气通过后，痹痛就消失了。'其他患有鼻窦炎、胃病、神经衰

弱等疾病的患者，也纷纷诉说：'刚开始半信半疑地参加练功，后来真气通关有显著疗效，就舍不得中断练功了。'

真气运行法是李少波医生在继承、发掘中医学真气运行理论和实践的基础上，结合自己数十年的研究和经验，总结出来的一种医疗保健功法。"

1988年3月，他第2次赴广州传功。这次讲习班由广州军事体育学院主办。参加练功的除地方上的学员外，还有不少是广州军事体育学院的教职工。

通过近一个月的锻炼，参加者都有很大的收获。佛山市一位心脏病患者，练功至第四步时，心脏病加重，本人非常害怕，说要回去住院，不敢继续练功了。

得知这个消息后，李少波找到这位患者，详细检查之后，确定这只是练功过程中的功效。就苦口婆心地说："你这种情况是真气通过夹脊关时的必然反应，只要坚持练功，真气过了夹脊，一切都会平复。千万不要退却，否则前功尽弃，实在太可惜了！"

在他的耐心劝导下，该患者又继续练了下去。

翌日清晨，患者找到他，兴冲冲的说："李教授，幸亏听了你的话，昨晚我练功两次，心脏病的症状几乎没有了。现在感觉特别轻松。"

两次赴广州办班，扩大了真气运行学术的影响，要求学练功法的人与日俱增。

1988年12月，甘肃中医学院考虑到他年事已高，便给他办理了退休手续。同年，他入编了《甘肃教育人名录》。此前，即1987年3月，他被评聘为中医主任医师、教授。

在别人来看，他已功成名就，退休后应该颐养天年了。但他仍雄心不减，认为这正是发展自己一生追求的真气运行事业的大好时机。

1989年4月，广州军事体育学院又一次邀请他去广州办讲习班。

参加这次讲习班的学员有 120 多人，其中还有慕名远道而来的 33 名新加坡客人。

有关新闻单位都来讲习班进行采访，从不同角度介绍真气运行法，报道办班情况，在广州引起了很大的反响。

和以往一样，参加这次讲习班的学员都取得了可喜的成绩，很多人久治不愈的慢性疑难病得到了治疗，均对真气运行法赞不绝口。

广州有一位硬皮病患者，患病多年，进了不少医院，吃了很多药，钱没少花，但病不见好转。参加练功仅 20 天时间，患处的硬皮便一层层地往下脱，最后完全变软，皮肤恢复了正常。本人非常高兴，连声夸奖："这么快就治好了我多年的顽症，连做梦都想不到。真气运行法真是太神奇了！"

来自新加坡的大部分学员也都通了督脉，精神面貌发生了令人欣喜的变化。

他们在小结中写道："通督后，体质及精神面貌发生了很大的变化，个个神采奕奕，与之前相比判若两人。尤其是有痼疾的学员，变化更为明显。原来行走困难的，走起路来稳健轻快；长期食不下咽的，胃口大开，吃饭又香又甜。"

以后，他又应中山大学的邀请，两次去广州办班，使真气运行法在广州乃至广东省得到了大力的推广。

四十、西子湖畔

杭州，浙江省省会。这里物华天宝，人杰地灵，人文荟萃，学术气氛非常浓厚。改革开放以来，这座古老而又美丽的城市呈现出勃勃生机。

1989 年 12 月，他应浙江武林健身院等机构的邀请，来到了西子湖畔，将在这里作为期 20 天的讲学传功。

得知真气运行法是源自传统医学的养生保健功法，一贯崇尚科学、注重养生的杭州人闻风而动，纷纷报名参加学习。同时也吸引了浙江省的有关领导人，省委副书记崔健，省委常委、常务副省长翟翕武，省政协副主席朱之光等老同志，亲切地与他会面，并参加听课练功，学习过程非常投入。

对这次讲学传功活动，撰稿人沐林写了"浙江省首届真气运行法培训班侧记"，标题为《春风已度玉枕关》。该文说：

"已巳三九的杭城，虽不似北国风光，千里冰封，却也阴雨连绵，寒意不浅。但在西子湖畔宝石山下新新饭店的五楼会议厅里，百余名参加真气运行法培训班的学员，在年逾八旬的老教授的带领下，静练着真气运行法，大多数过关通督，周天运转，病退神怡。真是春风已度玉枕关，克期通督精神爽，真气发动百病除，一阳来复阴霾散。

经过 20 天的学习锻炼，学员们全都掌握了真气运行五步功法的练功要领，不少人还达到了周天运转的预期效果。一位年仅 40 岁，却已病休 8 年的工商女干部，平素体弱多病，去年 8 月，又不明原因地拉起了肚子，每天六、七次，吃什么拉什么，还伴有黏液血丝。面黄肌瘦，全身浮肿，精神萎靡，生活不能自理。参加培训班练功仅一个星期，就发生了很大变化。胃口大增，大便次数减少，全身肿退，精神振作，练功往返再也不用家人接送。

省里一位退居二线的老部长，年近古稀，7 年前因颈椎、腰椎肥大压迫神经，引起左下肢半瘫，起居行走需借助拐杖和家人搀扶。吃药、打针，学练功法三、四种，都不见效。这次参加真气运行法培训班，仅半个月就打通了小周天，浑身上下热流滚滚，神清气爽，关节灵活了许多，走路也不用搀扶了。

有一位年过花甲的退休建筑工人，患有高血压、胆结石等 12 种疾病。在一次练功中，气冲病灶，突然感到右胁剧痛。坚持练功一个小时后，疼痛缓解。再行 B 超复查，提示'胆中无异常'，证明结石已经排除。血压也趋于正常，其他疾患均有好转。

短短 20 天时间，大家充分体验到了古代养生家所说的'先天气，后天气，得之者，常似醉'的美妙境界，使得大家学练真气运行法的兴趣异常高涨，也使李少波普及推广真气运行法的信心大增，他迫切地要求省里成立真气运行法组织，以便使更多人受益。于是，浙江省真气运行研究会筹委会便在培训班结业典礼上宣告成立。"

他这次讲学传功活动，在杭州市乃至浙江省产生了积极的影响。

培训班结束不久，浙江省真气运行研究会正式成立，决定大力开展真气运行学术研究，定期举办培训班，在全省普及推广真气运行法，使更多的人受益。

1990 ~ 1992 年，连续 3 年，他每年应邀赴杭州讲学传功，办班规模一次比一次大，受益者越来越多。特别是 1992 年，参加培训的 350 多人，既有浙江省的，也有从全国各地赶来的。通过 20 天的练功，每个人都有收获，尤其是一些疑难病患者练功后病情得到好转，更是对真气运行法大有"相知恨晚"之感。

浙江省委常委、常务副省长翟翕武，认真练功实践，很快就通了督脉。他深有体会地说："真气运行五步功法，每一步有每一步的感受，效果也很明显。我参加培训班，确实体会到了每一步的效应。比如练到第一步功，心窝部就会温热起来，再往下到丹田、会阴、命门，再至夹脊、玉枕、百会，一步一步都有感受。真气贯通任督二脉小周天，进一步练下去，会疏通大周天十二经脉。功法要求很具体，功效也快。我通过学练真气运行法，治愈了肠胃病和心脏室性早搏症。我已 80 多岁，还天天去省老龄委上班，也不觉得疲劳。"

翟翕武积极提议，由省老龄委牵头，组织省老年体协和省真气运行研究会，共同参与真气运行法的普及和推广活动，并由报纸、杂志宣传，使更多的人了解真气运行法，都来参加这一有意义的健身活动。

培训班结束后，他热情地邀请李少波游览浙江著名旅游景区天台石梁飞瀑。

这里山清水秀，景色宜人，瀑布飞鸣，鸟语花香，令人心旷神怡。他们在名为会仙亭的幽静处静坐练功，只觉人天一体，身体似融入大自然之中，感觉非常玄妙。翟翕武触景生情，有感而发，即兴赋诗一首，对真气运行法的评价跃然纸上。

石梁横空飞瀑鸣，

昙花献瑞会仙亭。

品茗论道三千界，

真气天人共运行。

浙江省政协副主席朱之光，也是真气运行法的积极实践者。朱之光极力呼吁："健康是人生的第一乐趣，人民群众的卫生保健事业是关系到国计民生的头等大事。锻炼真气运行法，有病治病，无病防病、健身，等于请来了一位高明的'保健医生'。推广真气运行法，是一项投资少，收效快，造福人民的福利活动，必须引起政府有关部门的重视和支持。"

朱之光还对周围群众说："生老病衰，自然规律；老不足惜，病不当忧；弥老而健，康寿则喜。锻炼真气运行法是强身健体、抗衰延年的有效方法。要想健康长寿，防病强身，请你参加到真气运行法练功行列中来！"

连续几年在杭州举办培训班，扩大了真气运行学术的影响，浙江省学练真气运行法的人与日俱增。全省及各市的真气运行组织也如雨后春笋一般，相继成立。不到一年时间，杭州、舟山、台州、金华、海宁、余姚、湖州等市都成立了真气运行研究会，开展真气运行法普及推广活动，出现了振奋人心的"真气运行热"局面。

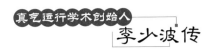
第十二章　走出国门

　　1989 年 4 月，李少波受邀第 3 次到广州举办真气运行法讲习班，有30 多名新加坡的真气运行爱好者慕名专程前来参加，并取得了明显的效果。回新加坡后，他们中的有识之士提出了请李少波赴新加坡讲学传功的倡议，得到了很多人的响应。1990 年 11 月，新加坡方面以华中校友会的名义邀请他去讲学。通过这次活动，大大提高了真气运行法在新加坡乃至东南亚的知名度。随后，新加坡成立了真气运行法学会，聘请他为顾问。之后他又 4 次受邀赴新，使真气运行法在新加坡得到了大力推广。他还应印度尼西亚和马来西亚有关人士的邀请，数次赴雅加达和吉隆坡讲学，播撒真气运行火种，同样受到了热烈欢迎。

四十一、名扬星洲

　　新加坡共和国，旧称新嘉坡、星洲或星岛，是东南亚最大的海港，世界著名的转口港和航空中心。

　　该国经济发达，社会文明，民富国强，国民素质高。民众追求高质量的生活，对健康极为重视。长期以来，各种健身活动在那里蔚然成风。真气运行法防病治病，健身延年的消息传到新加坡后，不少人盼望能早日有机会学练该功法。

　　得知李少波在广州举办培训班的消息后，新加坡的实业家岑丙刚、瞿笃增、徐尧孚、饶贞城等老先生积极奔走，组团前往广州，体验真气运行法。切身的体会，使他们对真气运行法有了更深的认识，其防病治病机理更使他们对真气运行法大加赞赏。

返回新加坡后，他们现身说法，大力宣传真气运行法调理身体、治愈疾患的优越性。在他们的积极倡导下，1990 年 11 月，新加坡华中校友会邀请李少波到新加坡讲学，希冀真气运行法能给更多的新加坡民众带来健康和幸福。

当李少波飞抵新加坡樟宜国际机场时，前去迎接他的人都非常激动。一些未曾谋面的养生爱好者，见他鹤发童颜，步履轻捷，神采奕奕，不相信他已是 80 高龄，无不为他的风采所倾倒，更加证实了真气运行法的养生健身效果。

慕名参加培训班的近百名学员，通过 20 多天的学习锻炼，不仅练通了督脉，而且还治愈了不少人多年的疾患。

首次在新加坡讲学传功，便得到了大家的广泛关注，真气运行法成为不少人茶余饭后的热门话题。

1992 年 12 月，他第 2 次受邀赴新。适逢新加坡真气运行法学会正式成立，他被聘为该会顾问。这次举办的培训班效果同样很明显，引起了新加坡一些社会政要的兴趣，亲切会见李少波。他引经据典，谈真气运行养生保健的机理，使人听后感到心悦诚服。

1993 年 1 月 4 日，新加坡华中校友会举办专题讲座，他做了题为"益寿延年的真气运行法"的演讲，听众达数百人之多。有不少慕名前来听讲的，但因无座位而被拒之门外，令这些人深感遗憾。

他的两次赴新讲学，在新加坡均产生了很大的影响，学练真气运行法的人日益增多。新加坡真气运行法学会定期组织真气运行爱好者静坐，谈体会，互相交流学习，气氛异常活跃。

为使练功通督者进一步深造，使他们功夫不断精进，1994 年 12 月，新加坡真气运行法学会又一次邀请他前去主办提高班，传授真气抟聚法，同时教练有关动功。

提高班结束后，12月27日，李少波应邀在华中校友会作了以"人体生命奥秘与养生保健"为题的演讲报告。华中校友会就这次演讲报告，在其会刊《华岭》中予以报道。

报道指出，李少波教授的专题演讲，历时两个多小时，出席人数众多，校友会礼堂中座无虚席，听众发问十分踊跃。演讲回顾了人类历史上有关养生保健方法演变的几个历史阶段，即经历了觅食保生、静以养生、行气摄生、医药祛病，直到真法调控，以自练自养达到养生保健的目的，这也是历史发展的必然情况。报道最后说，真气运行法的问世，对研究中医理论，揭示人体生命奥秘，提供了便利条件，为中西医的结合加快了步伐。

对他在新加坡的这次讲学活动，笔者曾以笔名"甄轩"写了一篇题为《李少波出国门讲学传功，新加坡千余人学练真法》的报道，《甘肃日报》1995年3月16日第一版予以刊登。

无论是兰州，还是杭州，人们对他不顾年迈，为传播真气运行养生方法，造福人类的精神大加称颂。

安徽省宿州市真气运行研究会对此给予了高度评价。赋诗曰：

率先传道新加坡，

为国为民造福多。

推广全球慈惠永，

大同世界万年歌。

1995年以后，新加坡真气运行法学会，充分发挥其骨干的作用，在一些有识之士的组织和协调下，多次举办培训班，使不少人受益。

吃水不忘开井人，人们在对他创编的真气运行法大加称赞的同时，更对他的品德和精神肃然起敬。

1999 年 4 月，在他 90 华诞之际，新加坡真气运行法学会特意编纂了一期学会《特刊》，向新加坡全社会介绍他的生平事迹、学术思想以及讲学传功经历。不少真气运行法的受益者、爱好者和社会名流题词作赋、撰文绘画，庆贺他的 90 大寿，祝愿他健康长寿，祝愿真气运行事业更加辉煌。

2001 年 6 月，他又一次飞赴新加坡。这次他受邀为新加坡真气运行法学会的骨干做培训工作。历时半月，向 30 余名真气运行法学会的骨干传授真气运行的教学辅导方法，讲授了相应的功理知识。大家学有所得，学以致用，表示愿为传播、推广真气运行法做出贡献。

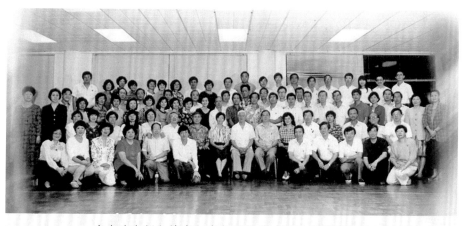

李少波和新加坡参加真气运行动功培训的学员合影

之后，新加坡的真气运行事业更是一步一个新台阶，一年一个新气象。他们定期在芽笼西民众俱乐部、宏茂桥 326 乐龄俱乐部和华中校友会等地举办静坐班，传授真气运行五步功法，活动开展得有声有色。

四十二、印尼之行

新加坡人民学练真气运行法，取得良好效果的消息，在东南亚一些国家相继传递。印度尼西亚共和国首都雅加达的实业家叶冠仁得知后，立即偕同家人，不远万里，于 1992 年 9 月，专程来到兰州，拜望李少波，并恳求学练真气运行法。

有朋自远方来，不亦乐乎？他随即指导客人练功。

练了 20 天左右，客人相继通督。领队叶冠仁通过练功，治愈了困扰自己多年的偏头痛，感到非常高兴。

回雅加达后，他们热情地向周围的人介绍真气运行法，给人们带来了福音。

1996 年 5 月，当听到李少波在中国杭州举办真气运行法培训班，且担任主讲的消息后，在吴良诚的带领下，印尼的 10 名真气运行法爱好者立即飞抵杭州。

他们一行 10 人，分别患有高血压、冠心病、慢性肝炎、肾病、风湿病等疾患。来杭州之前对真气运行法只是听说，并没有亲身体会，能不能治病心里其实并没有底。到杭州后见到了李少波神采奕奕，顿时信心大增，表示不通督脉不回家。

他们练功十分刻苦，除白天听讲、练功外，清晨、晚上还常在一起静坐、交流，互相鼓励，互相帮助。其中一位法师和一位女士有多年打坐的经验，但都没有通周天。在杭州练功，第 3 天就通了督脉，打通了小周天。那位女士第 2 天就结丹、显光，感到非常奇妙。前后不到半个月时间，10人全部通督，身上有种说不出的轻松舒适感，兴奋异常。

培训班结束时，他们怀着无比激动的心情，发自肺腑的说："来之前心里没底，现在我们会向别人大胆地说，如果能和我们一样努力，接受老师的指导，一步一步认真练下去，一定能打通小周天，治好医学难以治愈的有些疑难杂症。这次学功，虽然往返花了不少钱，但换来的是比钱更加重要的健康，这是花多少钱都值得的！"

学成回国后，他们不断地向周围的亲友宣传真气运行法。受此影响，有不少人希望能请李少波来雅加达传授功法。

在印尼，最早学习真气运行法的当首推叶冠仁及其夫人麦慧萍。他们不仅自己练，而且带动全家人练，治愈了自身的一些慢性疾病。因此，他们夫妇对老师的恩德时刻铭记。每年都要抽空专程到中国来，到兰州看望老师，并慷慨资助真气运行事业的发展。

印尼的不少人知道叶冠仁夫妇经常前往兰州与李少波联系，便建议他们出面邀请。

1996 年 12 月，李少波受叶冠仁之邀，飞赴雅加达，举办了一期真气运行法培训班。

参加学习培训的 60 余人，开班不到 5 天，这些人都通了督，他们感到很不可思议。

李少波说："静坐练功要有一定的方法，只要这个方法合乎人体生理，符合大自然的规律，进步就会很快。"

培训班期间，叶冠仁为报答老师，特意请人为李少波塑像。奇怪的是，塑像的雕塑师每天专心致志地临摹，也可能是耳濡目染，抑或是有打坐的基础，在塑像期间，没几天竟然通督了！自己不知何故，周围的人也连声称奇。

印尼雅加达的这期培训班，时间虽不长，但效果很显著。受此次办班的影响，在那里学习真气运行法，练静坐的人越来越多。随后，他们还组团专程到兰州参加培训班，各个学有所成。

印尼的新闻媒体对真气运行学术也产生了浓厚的兴趣。他们实地采访，询问实效，查阅资料，悉心研究，认为真气运行法是实实在在的养生保健方法，没有半点虚假。印

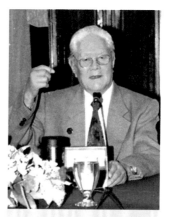

1996 年李少波在雅加达讲学

尼《国际日报》《千岛日报》等华文报实事求是地报道真气运行理法和锻炼效果，在华人中引起了积极反响。

2004 年 12 月，已经 95 岁高龄的他，又一次飞赴雅加达。这时，印尼已经成立了由叶冠仁为会长的真气运行基金会。真气运行法经过 8 年多在印尼的推广，仅雅加达、苏腊巴亚（泗水）两地学练者就有 5000 多人。

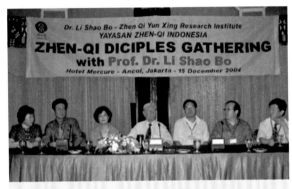

2004 年在印尼雅加达作学术报告

真气运行学子们对他的到来盼望已久，欢迎的场面非常隆重。

听到他的到来，远在泗水、万隆、三宝垄等地的真气运行爱好者都慕名赶到雅加达，争相一睹风采。

应印尼真气运行基金会的恳请，他在雅加达和 500 多名真气运行受益者进行互动。近两个小时的时间，他深入浅出，旁征博引，讲功理，解疑惑，传心法，授秘旨，为真气运行实践者指出了继续修炼的方向。所有听众被他的演讲所感染，均激动不已，都感到受益匪浅。有一位华文报编辑大发感慨："有幸聆听李少波教授讲授，是我们的造化。真正是'名师指出阳关路，真气运行养天年啊！'"

在印尼期间，李少波在叶冠仁家小住，一起炼养之余，品茗小憩，看到他家庭园盆景花卉生长繁茂，池塘内荷花碧绿，渊静鱼跃，也有感于叶冠仁夫妇对真气运行法的一片赤心和对老师的无比忠诚，触景生情，赋诗一首，盛赞叶氏夫妇。

奇花异草吐芬芳，

微风吹动满庭香。

流水传情金鱼跃，

竹林鸟语报祥光。

天然妙语细参详，

恰似天上洞天藏。

慧心慧智慧开悟，

仁德仁心仁寿长。

四十三、光耀大马

马来西亚联邦，简称大马，是世界上最大的天然橡胶、棕榈油及锡的出产国，也是优质热带硬木、石及天然气的重要出产国。

在这个国家，华人占总人口四分之一以上。他们崇尚华文教育，中国传统文化在华人群体中根深蒂固。

闻听真气运行养生保健方法在邻近的新加坡、印尼有很多人受益，热爱中国传统文化，喜好养生的大马华人岂能无动于衷。

2001年8月，真气运行法从新加坡传入马来西亚，从开始的星星之火，仅通过近一年的发展便形成了燎原之势。短短几个月，仅首都吉隆坡学练者就有一千多人。

2002年11月，经徐正山、林文彬、张添、邝毅昌等真气运行法先期受益者的策划，邀请李少波前往吉隆坡与真气运行学子们联谊，讲授真气运行理法，举办提高班。

他到吉隆坡的消息不胫而走，吸引了多家新闻媒体。马来西亚最大的华文报《星洲日报》专程拜望并采访，请他介绍真气运行法的养生保健机理及作用。

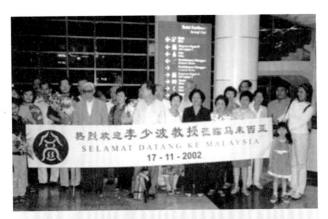

马来西亚真气运行学子在吉隆坡机场欢迎李少波

2011年12月15日，《星洲日报·保健秘笈》专栏全文发表了采访实录。

他的这次大马之行，犹如强化剂，进一步推动了真气运行法在该国的普及推广步伐。真气运行法像插上了翅膀一样，迅速在全马来西亚联邦各地传颂。

2005年初，马来西亚真气运行学会经该国卫生部审核批准，予以登记注册。

同年2月27日，会所开幕庆典在吉隆坡隆重举行。

学会特邀李少波出席见证，并聘请他出任学会的永久学术顾问。时年96岁高龄的他，欣然应允。

马来西亚国会议员，科技、工艺及环境部长丹斯里刘贤镇及夫人拿汀斯里魏凤莲应邀出席，印尼、新加坡、文莱等国和台湾的真气运行同道专程前往祝贺。

参加庆典的真气运行受益者500多人。该国各大华文报全程采访报道。李少波在庆典上发表了热情洋溢的祝词。

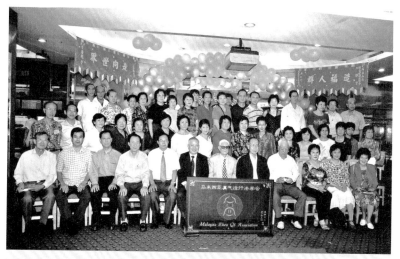

李少波和参加马来西亚真气运行学会成立庆典的部分嘉宾和骨干合影

他在祝词中语重心长地说："普及真气运行养生方法，让真气运行走向世界，造福全人类，是我多年的夙愿。马来西亚真气运行学会的成立，架起了真气运行通向世界的桥梁，使我对实现这一愿望充满了信心！"

刘贤镇也即兴祝词："在这里有缘会见大家一直以来所尊敬、仰慕和爱戴的李少波教授，感到无比荣幸！

中国有句古话说'人活七十古来稀'，但是，我们看到眼前的李教授，虽已96岁高龄，却容光焕发，精神矍铄，更胜我们许多青年人和壮年人。李教授的风范，说明他所创编的真气运行养生方法，确确实实是一种极为有效的健身强体大法。

我们在赞叹李教授过人智慧的同时，也不得不感叹中华古文明的博大精深，真是举世无双！"

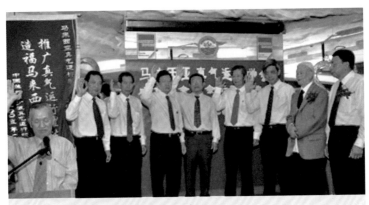

李少波见证马来西亚学会理事就职宣誓

马来西亚真气运行学会成立后，李少波对其发展予以极大的关注，多次委派他的弟子前往吉隆坡，以"扶上马，送一程"的情怀，举办讲座，开展培训，扶持骨干，培育师资。

学会也不负重托，在前后几任会长的组织领导下，工作开展得有声有色。

从学会成立开始，每年有2000多人参加真气运行培训。他们不仅在吉隆坡联邦直辖区普及推广，还在森美兰、柔佛、马六甲、槟城、霹雳、吉打、沙巴、沙捞越等州和雪兰莪州的巴生、大港、梳邦、八打灵等地举办培训班。同时，还在周边的泰国、文莱传播真气运行养生方法。

参加培训学习的，不仅有华裔，还有巫裔、印裔等友族；不仅有本国人，还有来自澳大利亚、新西兰、英国、德国、加拿大、印度等国和中国台湾、香港地区的人。各个学有所获，人人口口相传，真气运行法的影响越来越大，参加学练的人越来越多。

新闻媒体对真气运行法也予以了极高的关注，编辑记者们亲身实践，采访报道。几年来，《星洲日报》《南洋商报》等华文报，多次介绍真气运行的原理，宣传锻炼实效和典型病例，使真气运行在马来西亚的知名度越来越高。

第十三章　建立基地

1983 来以来，特别是退休之后，他亲赴全国各地和国外传授真气运行法，很多人成为真气运行法的直接受益者，功法的神奇效果也被越来越多的人所认识。对此，他内心感到无比欣慰，但同时又认为，光办几个班，靠自己一个人的力量，事业不可能得到发展。要使真气运行事业蓬勃发展，必须在构建学术体系的同时，建立相应的学术基地，以形成规模效应。在他的积极努力和同道们的帮助下，先后在甘肃兰州和浙江杭州建立起了真气运行学术研究机构。期间，在他的组织领导下，开展了一系列真气运行学术研究工作，培养造就了一批热爱真气运行事业的人才，整理撰写了《真气运行论》和《真气运行学》两部专著，形成了独具特色的真气运行学说，从而使真气运行学术体系趋于完整，实现了他多年的夙愿。

四十四、兰州建所

为了更好地开展人体生命科学研究，完善真气运行学术体系，他在退休之后，积极奔走，多方联系，筹建真气运行学术研究机构。

1992 年 7 月，经甘肃省科学技术委员会（现科学技术厅）批准，兰州李少波真气运行研究所正式成立，他亲任所长。研究所的主要业务是开展真气运行培训、咨询和科学研究。

研究所成立大会于 1992 年 7 月 19 日在兰州举行。

甘肃省人民政府办公厅、省科委、省卫生厅等部门的领导出席大会，对研究所成立表示热烈祝贺。

他在成立大会上做了"大力开展真气运行学术研究，为振兴中医学而做贡献"的报告，受到了与会者的一致好评。《甘肃日报》于7月22日报道了研究所成立的消息，对真气运行学术做了客观的评价，引起了人们的极大兴趣。

研究所在一处老式民房，设施简陋，资金短缺，工作人员很少，面临的困难很多，但这些都没有难倒李少波。在他看来，只要信心坚定任何困难都是能够克服的。

他每天一大早从家里骑好几公里的自行车到研究所。午饭随便凑合一下，晚上再骑车返回。80多岁的老人，日复一日，不分春夏秋冬，冷暖寒暑，天天如此，坚持不懈。每天在研究所处理信件平均20封左右，接待就诊者和咨询功法者不计其数。

除正常业务外，他还要整理资料，为出版新著《真气运行论》做准备。有时，应学功者的请求，还得开办培训班。

在研究所成立的那一段时间，他组织有关人员协助编写了《科教电视系列片真气运行法》脚本。自筹资金，因陋就简，前后历时两年，西起黄河上游，东至渤海之滨，行程5000多公里，历尽艰辛，终于摄制推出了真气运行法电视教学片。

该片以他的专著《李少波真气运行法》为蓝本，重点介绍和演示了静功五步功法，动功五禽导引法及漫步周天导引法。电视教学片由甘肃音像出版社出版发行，受到了群众的欢迎。

1993年8月，该片在国家广播电影电视部开展的第二届国产优秀音像制品评选中，获著作及演示"双向"荣誉奖。

他还指导研究所工作人员做了一系列基础工作。编写了《真气运行法函授教材》，撰写并录制了《真气运行五步功法》教学录音带，以及《真气运行法师资培训班讲义》等资料。

与此同时，研究所每年都要举办培训班，他亲自主持授课。他还应邀到山西太原、福建厦门、安徽宿州、河北宣化农药厂等地和企业讲学传功。在他的影响下，这些地方的真气运行法普及和研究工作都有很大的起色，涌现出了一些勤奋好学，认真踏实，无私奉献，积极推广真气运行法，热心真气运行事业的骨干人才。

当时，笔者写了一篇题为《推广真气运行，造福人民群众》的小文，署以笔名"甄轩"。

摘录如下：

前不久，笔者慕名走访了兰州真气运行研究所和 85 岁高龄的研究所所长李少波先生。

李老精神矍铄，平易近人，欣然介绍了真气运行法的内涵和真气运行事业所经历的漫长而又艰辛的岁月，欣慰地述说了真气运行的普及推广及科研状况，以及研究所的发展前景，听后使笔者耳目一新。

真气运行是李老通过近 60 年对《内经》《周易》《道德经》及各家养生要旨潜心研究后提出的学说。这一学说的本质特征是遵循宇宙自然法则和人体生理活动同一性的规律，以动静相育、阴阳互根、体用并存的原理，用特定的方法，集中意念，调整呼吸，培养真气，贯通经络，促进人体生命活动有序化，加强人体的自我调节能力，实现后天返先天，以发挥自我调整，自我修复，自我治疗，自我重建等一系列的人体功能，使人类减少或免除疾苦，增强活力，延缓衰老，健康长寿。

笔者得知，真气运行学说的确立，最初是李老从《内经》中的"全真导气"得到启迪的。从三十年代开始，他就孜孜不倦地阅读中医经典，博览各家养生学著作，不畏劳苦，广泛地接触医道儒释武各家名流，探讨"全真导气"的含义，揭示人体生命的奥秘，终于在五十年代形成了真气运行学术体系。六十年代初撰写了《真气运行法》初稿，在社会上引起强烈的反响。静功五步功法，当时成为不少人祛病强身的"良方妙药"。"文革"伊始，卫生事业惨遭劫难，真气运行法同样难逃厄运。直到1978年，真气运行法才被确定为科研项目而重见天日。1979年，甘肃人民出版社出版发行了李老的专著《真气运行法》。以后两次改版，多次重印，销售总量达百万余册，在国内外广为传播。该书曾获全国新长征优秀科普作品奖等奖项。

李老几十年如一日，积极致力于真气运行的普及推广。特别是近几年，他不顾年迈，先后到全国有关省、市和国外传播真气运行法，使数百万人受益。仅在国内经过培训提高的学术联络员就有4000多人，凡是学了真气运行的人都对功法称颂不已。很多专家也对真气运行给予了很高的评价。

怀着一种好奇心，笔者信手翻阅了一些学员的练功小结，以下随意摘录二例。

"我今年65岁，在四川石油管理局工作，现已退休。我曾患胆结石，于1975年手术治疗。现患主动脉硬化冠心病、萎缩性胃炎、糜烂性结肠炎。1993年3月专程从四川来兰州学习真气运行法。在李老的精心指导下，练功2天后中丹田发热，第4天下丹田发热，第7天感觉夹脊关有胀、紧现象，第8天早上，玉枕关有气往上冲，百会穴有胀感，顺利通关。通关后胸闷、胸部胀痛感逐渐消失，肠胃也未见不正常现象，一切很正常。"

"我8年前患了无黄疸型传染性肝炎，病后两年又变成了肝硬化，中西医治疗都不见好。住院检查，医生说肝在肋下8公分处，触感很硬，一压就痛，脾也发硬，肚子里还有水，两条腿用手一按一个坑。

参加真气运行法治疗3个月，身体的变化很大。练功有时感觉很舒服，有时觉得不舒服。不管啥样，我还是一心练功。通小周天后，经医生检查，肝已缩小到肋下2公分处，脾变软了，肚子里的水没有了，全身也不肿了。饮食增加，吃起食物来有味道，睡觉也不再是负担了，好像换了一个人似的。我的肝硬化治好了，这是连做梦也想不到的事情。"

类似这样的小结举不胜举。据笔者粗略计算，真气运行法对高血压、心血管疾病、肠胃病、类风湿性关节炎、肺气肿、内分泌紊乱、顽固性皮肤病、慢性肝炎、早期肝硬化、癌症等数十种功能性和器质性病变，多数能起到一定作用。

笔者在研究所任意询问了正在参加培训班的一位老人。老人姓曹，女，67岁。她原来身体有多处不适，浑身疼痛，头晕目眩，步履维艰，离开拐杖无法行走。打针、吃药都不管用。这次她由子女搀扶参加真气运行培训班，10多天就练通了小周天，身体的不适症状随之而解除。"我现在浑身轻松，就像换了一个人一样。邻居亲友见我不挂拐杖走路，精神焕发的样子，都感到很惊奇。"老人如是说。

在研究所的所见所闻，使笔者领悟到真气运行是强身健体、祛病延年的"优秀方法"，也明白了那么多人前往研究所咨询、学习的原因所在。假若从更深的意义上探究真气运行理法，我们不难理解，它之所以受广大群众的欢迎，是因为它尊重科学，注重实事求是，不搞花架子，提倡数据化，力戒空泛概念，练功强调顺乎自然，反对刻意追求一些虚无缥缈的东西，合乎人体生命活动规律。

据笔者了解，真气运行学术体系源自于中医学理论，研究的方向是人体生命科学，围绕的重点是《内经·素问》遗失部分的补漏。为使真气运行的研究在上述领域里进入一个更深的层次，从而丰富医学经典，振兴中医学事业，李少波老先生在耄耋之年，积极创办了真气运行研究所，这一行为得到了甘肃省业务主管部门的首肯。他老当益壮，在真气运行普及和科研的第一线忘我操劳，辛勤耕耘。多少年来，他怀着以真气运行造福人类的远大志向，不畏艰辛，不计报酬，为传播、普及真气运行废寝忘食，为患者解除病痛和广大群众的健康呕心沥血。

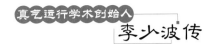
这就是老一辈医学工作者的敬业精神！

这正是中华民族崇高的道德情操！

在研究所，他历时两年多时间，整理资料，潜心笔耕，在热心同道的协助下，撰写了21万字的一部专著《真气运行论》。

1995年7月，由甘肃文化出版社出版发行。

该著在《真气运行法》的基础上，补充了他素日撰写的一些论文，并叙述了真气运行的哲学背景及与《内经》相关的主要内容。

全书以中医理论为基础，阐述了人体生命活动的物质基础和达到人体生理有序化的手段，以翔实可靠的实践资料，旁征博引，从理论指导实践，实践验证理论的高度，揭示了人体生命奥秘。

全书共12章，每一章既有相对的独立性，各章之间又有内在的联系，阐明了人体生命活动从无到有，炼有化无，无再生有的全过程，从而形成了一个完整的真气运行理论体系。

全国政协委员、国家卫生部中医司原司长、著名中医吕炳奎欣然作序，高度评价了该书的理论水平和实际指导意义。

《真气运行论》的出版发行，标志着真气运行已由"法"而上升到了理论的高度，成为真气运行理论体系，也标志着他的学术研究进入到了一个更深层次的领域。

四十五、全国机构

1990年以来，他几乎每年都受邀赴浙江杭州讲学传功。在那里他结识了浙江省的一些老领导、老专家和医学养生同道。考虑到浙江省的自然环境和人文环境都比较优越，他提出在杭州建立一个全国性的真气运行研究机构，依托浙江省中医药研究院，开展学术研究，普及推广真气运行法，这一想法得到了大家的赞同。

经过一年多的精心筹备，呈报国家卫生部中医药管理局。经研究，同意在该局属中国民间中医医药研究开发协会设立真气运行研究专业委员会。

1994年5月27日至31日，中国民间中医医药研究开发协会真气运行研究专业委员会成立大会在浙江省杭州市隆重举行。

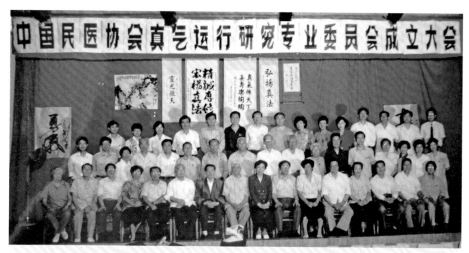

真气运行研究专业委员会成立大会与有关领导和骨干合影

大会由李少波亲自主持。原浙江省委常委、常务副省长翟翕武，原浙江省政协副主席朱之光，浙江省政府副秘书长杨丽英，浙江省卫生厅副厅长、副教授王绪鳌，杭州大学教授朱祖祥，浙江省中医药研究院针灸研究室主任、省针灸研究会主任委员、主任医师杨楣良等有关方面的负责同志和专家学者出席了大会。

全国真气运行研究专业委员会委员，河北、山东、安徽、江苏、广东、宁夏、新疆、甘肃、浙江等省、市、自治区的代表，以及新加坡真气运行法学会负责人，真气运行爱好者，近200人参加了大会。

中国民间中医医药研究开发协会从北京发来贺信表示祝贺。

贺信说："真气运行是我国传统文化的瑰宝，是人民养生保健、祛病延年的重要手段，是中医学的基本组成部分。真气运行研究专业委员会的成立，对于继承和发扬中医学理论思想是有益的。希望专业委员会加强凝聚力，积极开展工作，与临床相结合，与科研相结合，与人民生活相结合，为造福人类做出更大的贡献。"

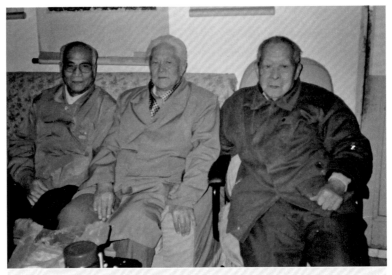

李少波与吕炳奎（右一为吕炳奎）

全国政协委员、卫生部中医司原局长、著名中医吕炳奎为成立大会题词："真气布天下，长寿乐陶陶。"

浙江省中医学会会长、浙江中医学院（现浙江中医药大学）原院长、国家级名老中医、教授何任题词"燮阴阳以消疾苦"，对大会的成立表示祝贺。

有关省、市的真气运行法组织和老专家，也都发来贺电、贺信，祝贺全国真气运行研究专业委员会的成立。

李少波为大会成立致开幕词，朱之光致闭幕词。李少波还做了"弘扬真法，造福人类"的专题报告。

报告回顾了真气运行法从三十年代开始探索，五十年代初形成概念，至今所走过的艰难历程，总结了在全国普及推广真气运行法和科学研究的情况，提出了专业委员会的工作计划及安排。

他在报告中说："真气运行事业发展到今天这样一个水平，具有今天这样一个规模，是从无到有，从小到大逐步发展起来的。回首以往，我们既有创业的艰辛，也有取得成就的欣慰。追溯真气运行事业的发展轨迹，可以说她生于深州（河北安平县原属深州），长于兰州，壮于广州，今天又成于杭州，而且必将功益五洲。古云'得道容易守道难'，我们开展工作的困难是不言而喻的，但是，只要我们树立信心，有事业必然成功的信念，真气运行事业一定能够取得更大的成就。我们所从事的是造福于人类的伟大事业，真理是永恒的，未来是光明的，成功是必然的！"

他所做的报告，在大会上引起了强烈的反响，不时博得阵阵掌声。

在5天的会议中，各省、市介绍了各自开展真气运行工作的情况，进行了学术交流，围绕他所作的报告，研究讨论专委会组织活动细则和工作计划安排。

与会者对他创立的真气运行学术给予了极高评价。大家一致认为，真气运行法作为研究人体生命的一门科学，无愧为中医学宝库中的一颗璀璨明珠，是中华民族灿烂文化的组成部分。多年的实践证明，她在强身祛病、益寿延年、涵养道德、陶冶情操等方面所取得的社会效益是不可估量的。

全国真气运行研究专业委员会的成立，是李少波教授经过60余年的潜心研究，努力奋斗的结果，是广大热衷于人体生命科学的研究人员、医务工作者和真气运行受益者、爱好者的共同愿望，是一件为民造福，功在当代，利在千秋的大喜事。

大会宣布了中国民间中医医药研究开发协会批准的专业委员会组成人员。

吕炳奎、崔健、翟翕武、朱之光为名誉主任委员，李少波任主任委员。

全国真气运行研究专业委员会的成立，在社会上产生了积极的影响。

《甘肃日报》1994年7月6日第一版"陇上一叶"专栏刊载了笔者所写的一则报道，宣告了他任全国真气运行研究专业委员会主任委员的消息，引起了人们的广泛关注。

在全国机构成立之前，应真气运行业内人士的请求，李少波亲自设计了内含真气运行理法的标识，作为中国民间中医医药研究开发协会真气运行研究专业委员会的会徽【注】，至今仍是真气运行受益者、爱好者所认同的"图腾"。

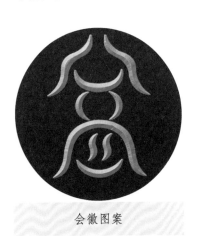

会徽图案

全国的研究机构成立后，他主持召开全委会，提出了自己的构想，即大力培训、培养骨干，规范教学传功活动；加快科学研究，开展学术交流，形成良好的真气运行学术氛围；进行专病专治，加大临床科研力度，以取得可靠的第一手资料。通过这些工作，总结提炼，尽快形成真气运行学术体系，完成《真气运行学》专著的撰写任务。

与此同时，李少波还编写了《真气运行法辅导教材》和《真气运行法参考资料》，深受读者的喜爱。

成立大会之后，全国真气运行研究专业委员会即按照他的构想开展工作，他自己更是率先示范，不遗余力地做好每一项工作。

从1995年5月至1998年10月，连续4年，专委会分别在杭州和兰州举办了4期全国真气运行师资培训班。培训了来自全国各省、市和新加坡、印尼等国的真气运行骨干近300人。

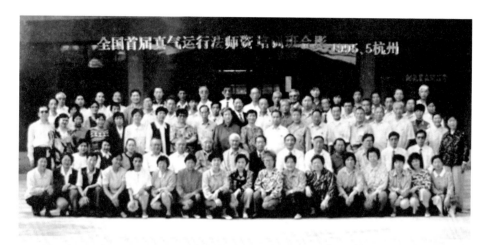

首届全国真气运行师资培训班合影

在师资培训班上，他系统地介绍了真气运行法的教学原则和教学方法，重点讲授了五步功法的教学传功要领和辅导艺术，讲解了中医阴阳五行学说、脏腑经络学说，以及真气运行法的医学理论基础。

他在每期培训班上都强调，要保持真气运行学术的纯洁性和严肃性，首先要求教学传功必须规范化、科学化。经过培训考核合格的教员和辅导员是真气运行事业的中坚力量，必须以饱满的精神，为真气运行学术贡献自己的才识。要有敬业精神，热心真气运行法工作，钻研真气运行法业务；要有奉献精神，乐意为群众的健康付出自己的努力；要有团结精神，善于和同道和睦共事，积极协作；要有进取精神，不断地拓宽思路，创造性地开展工作。他提出的这些要求，成为真气运行法教员和辅导员的座右铭。

为了加强对专委会委员和真气运行教师的管理，由他亲自主持，全国真气运行研究专业委员会于 1997 年制定了《委员职责、权利和义务暂行规定》《真气运行教师（助理教师）守则》。

1995 年 11 月，真气运行专委会和浙江省中医药研究院附属医院联合举办了真气运行法诊疗保健班。来自全国各地的 35 名各种慢性疑难病患者参加了诊疗。在他的指导下，经过一个月的真气运行锻炼，多数患者的疾病得到治愈或呈现出明显好转的态势。

安徽省旌德县的一名中学教师，患有强直性脊椎炎。自1985年以来，不断住院、吃药，没有任何效果，医院断定此病已无恢复可能。一次偶然的机会，他购得《真气运行法》一书，边学边练，3年后病情有所好转，但自感心窝部老是热不起来。在这次诊疗班中，练功不到半个月，便打通了小周天，身上也热了起来，关节开始有了活力，体重有所增加，身体轻松，行动自然，好像换了一个人。

上海化工学校的一位女教师，产后失养，风寒湿气侵入体内，身体极度虚弱。几年来，每天只吃3小碗稀粥，说话声音低沉，讲课离不开扩音器，中西医治疗多年无效，自己非常苦恼。经过诊疗班练功和中医调治，病情明显好转，饭量增加，精神振作，讲话声音洪亮。

杭州市一位退休女干部，患心脏病30多年，二尖瓣狭窄，有二、三级杂音，经常胸闷难受。通过锻炼真气运行法，疏通了小周天，感到浑身轻松，体力增强，心胸的不适感一扫而光，本人非常高兴。

还有一些胃下垂、神经衰弱、糖尿病的患者，经过锻炼，病情都有不同程度的改善。

专委会每年还在杭州举办全国性的真气运行培训班，他都亲自前往主持并授课。

为配合真气运行法的普及推广活动，浙江文艺电台《健康俱乐部》专题节目，播放了五步功法的要领，采访练功有成的受益者，并予以报道。《浙江老年报》《医药科技市场报》等报刊也对真气运行法做了详细地介绍，并给予了很高地评价。

由于媒体的传播和杭州办班的影响，浙江省各市也都举办培训班，由经过培训的教员讲课传功。全国不少省、市也都组织专人传播真气运行法。福建省厦门市同安区、山西省邮电系统、安徽省宿州市、浙江省台州市、河北省宣化农药厂等地及单位在举办培训班时，专门邀请他前往，进行指导，扩大了真气运行法在当地的影响。

随着真气运行事业的不断发展，各地的真气运行组织应运而生。至1998年，全国仅地市级以上的真气运行研究会就有25个。这些组织对当地的真气运行法的普及推广，做出了积极的贡献。

1997年10月的杭州，秋高气爽，丹桂飘香。中国民间中医医药研究开发协会真气运行研究专业委员会举办的第三次全国真气运行学术研讨会在这里召开。

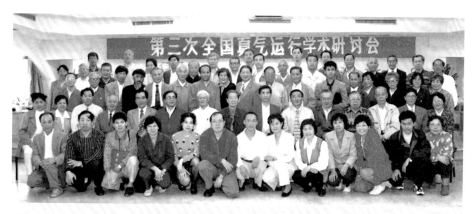

第三次全国真气运行学术研讨会

在1989年和1991年，曾先后两次在兰州和杭州举办了全国性的真气运行学术研讨会。期间交流论文100多篇，其中《从易经角度看真法》《人体生命模式探讨》《〈内经〉补遗的探讨》《真气抟聚的探讨》《真气实质及运行规律的探讨》《针刺对经络传导的探讨》《养生学探讨》《气右转血左转规律的探讨》《文武火候的探讨》等均有一定学术价值。在临床研究方面，也有不少质量较高的文章。

这次研讨会是专委会成立以来的第一次学术活动。经过两年多的筹备，各地选送临床科研结果、实践经验总结、工作交流论文资料近百篇。参加研讨会的地区有河北、黑龙江、上海、江苏、浙江、安徽、江西、福建、山东、河南、广东、甘肃、宁夏等省、市、自治区，加上新加坡、印度尼西亚等国的代表总共 80 余人。

吕炳奎和浙江省中医学会副会长、浙江省中医院原院长、国家级著名中医杨继荪分别为研讨会题词，以示祝贺。

吕炳奎的题词是："真气光辉耀天下，祝大会成功！"

杨继荪的题词是："全真导气拯黎元于仁寿，真气运行济羸劣以获安。"

研讨会上，许多论文给人以新的启迪，获得大家的一致好评。包括了宁夏回族自治区医院主任医师陈毓馨写的《真气运行法临床远程疗效观察——46 例临床分析》，由甘肃中医学院院长、教授张士卿，生理教研室主任、副教授刘家骏，内经教研室讲师邓沂，生化教研室主任、副教授齐文萱，生化教研室副主任、副教授刘丽莎等专家组成课题组，在 4 年多时间里，经过多方面观察研究真气运行法对人体生命活动的影响，探讨了其作用机理，整理后写的《真气运行法对人体机能及生化调节的实验研究》，浙江省中医药研究院副主任中医师吕直写的《真气运行法强身治病疗效分析——124 例中老年练功者调查报告》等论文，实事求是地证实了真气运行法的科学机理。证明真气运行法、真气抟聚法，符合静极生动，动极复静，动静相育的自然规律，能使人体在治愈疾病的基础上，生命能量更加充沛，自然活力更加旺盛。

李少波在研讨会上做了主题讲座，赢得了代表们的阵阵掌声。

在 1989 年兰州的第 1 次研讨会上，他运用中医理论对真气运行功理功法做了全面的阐述。两年后在杭州的第 2 次研讨会上，他提出了以中医学经典理论为核心的真气运行学说，得到与会代表的一致赞同。在这次研讨会上，他以广博的知识，长期的修持体验，对真气运行高级功法做了深入浅出的阐述，对古老而又玄奥的生命奇观做出了科学客观的诠释，获得了与会者的高度评价。

研讨会结束后，他又主持召开了真气运行研究专业委员会换届工作会议。

他在会议上做了题为《奋发图强，坚定信心，为弘扬真气运行学术而努力》的报告。

报告说，1994 年 5 月，全国真气运行专委会的成立，标志着真气运行事业的发展进入了一个新的阶段。3 年来，经过各级真气运行组织和广大真气运行工作者的共同努力，真气运行事业有了长足发展，取得了很大成绩。回顾 3 年的工作，概括起来就是，真气运行法普及推广初具规模，科学研究渐上轨道，骨干培训已成制度，基本建设逐步落实。

他指出，真气运行学术是医学科学，这是我们一贯坚持的原则。不管什么时候，学术方向都不可偏离。违背科学，偏离方向，不仅为学术界所耻，而且是对人民的犯罪。因此，要求所有真气运行工作者，一定要贯彻党和国家的各项方针、政策，遵纪守法，科学传功，规范教学，树立为人民服务，为患者解除痛苦的良好思想，弘扬真气运行学术，为民造福。特别是在开展工作比较困难的时候，更要头脑冷静，决不能随波逐流。坚决杜绝为了迎合社会上一些人的猎奇心理而另搞一套。科学是老实的、实在的，不老实、不实在就不是科学。要提倡老老实实做人，实实在在传功的精神，脚踏实地，埋头苦干，以自己的无私奉献换取广大群众的健康。

他在报告的最后说，我们所从事的是有关人类健康的伟大事业，我们的口号是"拯黎元于仁寿，济赢劣以获安"。相信我们的事业一定能得到社会各界和人民群众的支持。

会议选举产生了第二届全国真气运行研究专业委员会。

吕炳奎、崔健、翟翕武、朱之光为名誉主任委员，李少波连任主任委员。

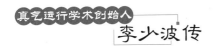

【注】会徽简释

李少波真气运行源自《内经》，同时吸收了道释儒武各家各派的养生修持精华，中国民间中医医药研究开发协会真气运行研究专业委员会会徽就是根据《周易》有关经义和真气运行理法特点而设计制作的。

《周易》为群经之首。伏羲画八卦，文王做《系辞》，孔子做《十翼》，阐述了自然界阴阳变化的规律。故《系辞上传》说："易有太极，是生两仪，两仪生四象，四象生八卦，八卦定吉凶，吉凶生大业。"说明了阴阳演变的道理。

《周易》以或阴或阳二元气论阐释宇宙万象，更重视阴阳未分之前，或将成为阴柔，或将成为阳刚这一变化的根源。而这一根源主宰万物的生成发展，并非凝聚静止的阴柔，而是依赖于积极流通的阳刚。故《系辞上传》又说："成象之谓乾，效法之谓坤。"这就是《周易》所要阐明的主旨。

人秉天地之气以生，阴阳的流通演变支配着人的生理活动。《周易》以六十四卦，三百八十四爻的爻象暗示天机，教人效法阴阳和合之道、数理变化之机，以度天年。真气运行理法，正是对阴阳和合、数理变化的真正实践，持之以恒的践行，就可以使人们从寿限的必然王国中解放出来。

人在未生之前，由母体供给营养，以内呼吸形式发育生长。十月胎圆降生，因本身的呼吸系统、消化系统、神经系统等尚未启用，后天生命还未开始，在易理中属于纯阴坤卦（☷）。

由于大气（阳精）进入肺中，肺脏以应激的生理活动将气排出时，催动了声带，新生儿"哇"的一声开始了外呼吸，使心火下降而补肾阳，吸气肾水上潮以济心火，这在易卦中为水火既济，在生理上叫心肾相交。通过这一次呼吸运动，启动了后天的生理活动。

在后天的生活中，一般人不知葆真，不知持满，不时御神，恃强好胜，欲无止境，致使肾气暗耗，身体亏损，逐渐又成为纯阴坤卦而生机尽。如在剥卦尚有一阳未尽时，即练真气运行法推动心火下降，则又可开始下一轮卦爻的变化。抓紧采炼则由复（☷☳）临（☷☱）泰（☷☰）大壮（☳☰）夬（☱☰）乾卦（☰☰）而返还。由于这一阳的变易，恢复了人体再生力而生生不息，以尽终其天年。故《周易》曰："天行健，君子以自强不息。"

《素问·上古天真论》说："法于阴阳，和于数术……度百岁乃去。"阴阳者，天地之道也。假如乾在上，坤在下，为先天之否卦（☰☷）。阴阳隔离，孤阴不生，孤阳不长，故在自然界须天气下降，地气上升，阴阳相交而成泰卦（☷☰），方显出一派生机。大自然是大宇宙，人体是小宇宙，人与自然息息相通。人体要有生命力，必须要心火下降，肾水上潮。运用真气运行机理注意呼气方法予以锻炼，首先会推动否卦"上九"一个阳爻到下卦之下，则变成了益卦（☴☳），益之上卦为巽（☴）为风，意为呼气运动的推动力；下卦为震（☳）为雷，主动，即生命能量。"巽风吹得乾阳降，坤阴一元来复时"的这个益卦，象征着人体长期不断的生命来源。会徽的形象正如篆写的"益"字，暗喻锻炼真气运行，则能使人们恢复健康，益寿延年。

人身小天地，乾（☰）喻心，心属性为火；坤（☷）喻肾，肾属性为水。在后天生活中，不少人失眠健忘，头晕目眩，说明心肾不交，这在卦象上是未济卦（☲☵）。未济卦上卦为离（☲）为火，代表心；下卦为坎（☵）为水，代表肾。火在上，水在下，水火否隔，心肾不交，没有生命活力。如用真气运行机理注意呼气锻炼，则推动心火下降，将在上之离卦上九一爻，移送坎卦之下，则将未济卦变为既济卦（☵☲）。既济卦上卦为坎（☵）为水，下卦为离（☲）为火，这一爻的变化，即为过去炼养家所讲的"颠倒术"，也就是心火下降，肾水上潮，水火互济，就会使人们转危为安，永葆健康。会徽不正是既济卦的艺术形象吗？！是故，李少波有诗曰：

既济爻象会徽通，

徽音累属可全生。

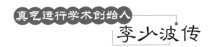
阴升阳降天地泰，

功在真气素运行。

会徽常在胸前挂，

正气存内身心宁。

四十六、新作付梓

在杭州西湖西北的一个幽谷里，坐落着浙江省著名的武林健身院。这里湖光山色，绿树掩映，云霭缭绕，环境幽雅。与之毗邻的佛教圣地灵隐禅寺，晨钟暮鼓，青烟袅袅，更为此地平添了几分山野雅趣。

1998 年 4 月，在叶冠仁的积极筹划建议下，李少波来到武林健身院，远离尘嚣，撰写专著《真气运行学》。

自《真气运行论》出版发行后，他总觉得作为一个学术体系来讲，这本书还不尽如人意。因此，几年来一直酝酿着再写一部专著，以表达自己的学术思想，使真气运行成为一个完整的学术体系。

在 1997 年 10 月的学术研讨会和真气运行研究专委会换届会议上，他向与会代表们表达了这一想法，得到了大家的一致赞同。印尼的叶冠仁对撰写专著更是热情高涨，慷慨允诺，承担写作期间的一应费用。

因为，这也是大家早就盼望的，若能尽早拜读，领会其学术思想，实为一大幸事。

在半年多的时间里，他怀着对真气运行事业和为中医学做贡献的极大热情，废寝忘食，精心构思，时而伏案疾书，时而口授演示。为使表述精确通达，往往是反复推敲，一丝不苟。

1998 年 11 月，专著在杭州完成了初稿，回兰州后又经修改润色，终于在 1999 年 4 月，他 90 诞辰之际定稿。

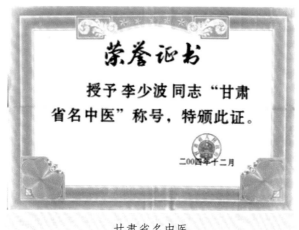

甘肃省名中医

　　鉴于他对中医学发展方面所作出的特殊贡献，2004年他被甘肃省卫生厅授予"甘肃省名中医称号"。

　　2001年3月，在叶冠仁的策划下，《真气运行学》首先在新加坡出版发行；2002年6月，该书由中国戏剧出版社出版发行。海内外真气运行学子争相诵读，爱不释手。

　　《真气运行学》分上篇、下篇及附篇，凡25章。

　　上篇以增强人体生命活力的动静功法系列和系统的真气运行理论，构建了真气运行学说的基本体系。

　　下篇穷究"三圣道"理论，以天人一际的哲学底蕴，将真气运行学说根植于灿烂的五千年华夏文明之中，理论体系源远流长。

　　附篇以翔实的临床总结、实验研究和病例实践、体会为验证。上下呼应，前后印证。

　　该书理论指导实践，实践检验理论。叙述简明清晰，说理通达透彻，实为真气运行实践者，养生爱好者的一部穷理尽性，感悟人生的实用教材。

　　该书的谋篇布局，也颇具匠心。首先从实践方法入手，介绍静功、动功功法，力图使内容易懂易练。真气抟聚法实践属首次见诸于文字，将过去口授心传的修炼方法奉献给读者，旨在使潜心实践真气运行法且已通任督者，继续修炼，功夫精进，直指上乘。静极生动，动极复静，动静相育，阴阳五行之理尽在其中。

为方便入门，在功理功法介绍中，努力剔除历代各家的众多隐语，规范过程，对隐语术语统一简化，以他自己的实践研究为依据，用传统中医学和现代医学的观点做出了明确的解释，提高透明度和条理性。

全书对真气运行理法从不同角度进行了阐述，以便读者理解，其良苦用心可见一斑。

在该书的最后，他以"穷理尽性以至命"为题，对自己一生躬亲实践真气运行的经历，以及真气运行的学术实质做了高度概括。他写道：

> 无中生有毫釐年，自名真一号天然；
> 生性孤僻远世俗，穷理尽性六十年。
> 世路崎岖坦然过，人情冷暖一笑间；
> 四时气候慎调摄，疾风暴雨避自安。
> 养生贵在中和意，情志偏激损天年；
> 恬憺虚无培真气，神不外驰邪不干。
> 真气真法真传授，真功真练真通天；
> 真气运行百脉畅，抟气致柔方结丹。
> 医己医人数十载，奉献世人保天年；
> 古圣经传皆一义，大道无为法自然。
> 阴阳冲和为一体，物竞萌发辟地天；
> 乾坤交泰生万物，数理变化统真诠。
> 无有有无无生有，来去一贯三生缘；
> 老庄缘督以为经，直将后天返先天。
> 个中消息谁识得，牵转牛魔过阳关；

三关路上多险阻，腰肾酸楚似汤煎。

夹脊负重心烦闷，攻克须凭意志坚；

玉真上关号铁壁，头昏脑胀紧相连。

忽然一声风雷吼，风清月明换新天；

五气朝元三花现，皎皎冰轮映泥丸。

前三后三成一贯，一息上下任督环；

心情愉悦皆欢喜，形体飘飘似逸仙。

真法赐我再生力，顿悟我命不在天；

时刻不离无字经，返还相会在混元。

他几十年如一日，穷理尽性，深入探索，实践总结，获得了常人所不能感知的生命科学新信息。所谓"道一而已"，这个"道"就是性命至理，"一"就是真气，人体生命的能量。"了得一，万事毕"，这样一个简易的道理，在古人的经典里，却是叶里藏花，若明若暗，使人难窥门径。他撰写的《真气运行学》，就是要揭开古人藏而不露的隐秘，使真相大白于天下，让人们掌握这一奉生绝技。当然，掌握真气运行的全部运动规律，目前还是难以达到的，这是努力的方向，勤而行之，以臻健康长寿。正如我国著名中医吕炳奎在祝贺《真气运行学》出版时，特意写道："真气运行是人体生命运动的主要功能。人如果能掌握其全部运动规律，则人类的生命可以由人自己来掌握，人可以达到健康无病长寿的境界。"

《真气运行学》的问世，既是真气运行理论学术体系形成后的必然结果，也是他本人多年实践探索研究的夙愿。阐述《内经》养生要旨，再现古圣先贤修真窍妙，探索人体生命科学，揭示传统养生学真谛，成为他义不容辞的责任。

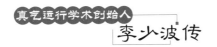

第十四章　学术体系

从20世纪50年代末，他在甘肃临潭县医院开始临床运用真气运行法，至70年代末《真气运行法》专著出版，初步建立起了真气运行学术的基础框架。1995年《真气运行论》出版，学术体系又趋完整。在新的世纪来临之际，他的又一部力作《真气运行学》先后在海外和国内出版发行，标志着真气运行学术形成了一个系统而又完整的体系。经过近70年的实践探索，认识提高，临床验证，科学研究，终于使初衷变为现实，他深感快慰。

四十七、理法系列

真气运行学术体系的主体基础是一整套功法，是他经过多年实践研究而制定的，经过临床验证，都具有非常明显的效果。

其功法内容大致分为3个方面：初级内容，主要是真气运行五步功法；动功内容，包括五禽导引法，漫步周天导引法，鹤飞唳天（又名肠胃功），龙行挥云，健身十锦；高级内容，即真气抟聚法，包括混元坐、下河车搬运、上河车搬运、五行攒簇、五龙蛰法。功法设计科学合理，前后呼应，静极生动，动极复静，动静相兼，相得益彰。

首先是真气运行五步功法。

第一步从培补后天真气入手，要求练功者开始时先培养心窝部（中丹田）真气，增强后天之本脾胃的消化吸收功能。第二步使中丹田集中的真气趋向下丹田。这个阶段为"炼精化气"，是五步功法的初级阶段。

第三、四步是以丹田积攒的真气，逆运而上，冲通督脉，直达脑海，恢复和增强大脑的功能，提高大脑皮层的保护性抑制力量，此时身体的变化较为明显。这个阶段为"炼气化神"，是五步功法的中级阶段。

第五步以后，功夫更加纯熟精炼，因经络通畅无阻，之前练功时所出现的各种触动现象逐渐平复，机体真气运行的规律性稳步提高，功能增强，活力旺盛，大脑皮层的保护性抑制力量发挥得更好。所以，静境更加明显，表现为清清静静，心如止水的样子。这一阶段为"炼神还虚"，是五步功法的高级阶段。

五步功法是辨证统一的整体。由于五个步骤所解决的具体矛盾不同，因此，练功需循序渐进，采取的方法亦不一样。共同的目的就是如何集中真气，贯通经络，燮理阴阳，实现真气运行而改善体质。五步功法是不能割裂的，前一步是后一步的基础，后一步又是前一步发展的必然结果。

其次是动功。

一是五禽导引法。该法源自东汉末年名医华佗所创"五禽戏"，被视为一种"导引术"，或伸屈，或俯仰，或行卧，或倚立，或踯躅，或徐步，是修炼成仙的法术。李少波取其精华，配合呼吸，予以改进，称之为五禽导引法。

该法模仿猿、鹿、虎、熊、鹤5种动物的形态和习性，以姿势带动呼吸，贯通经络，使真气运行旺盛，从而增强人体五脏六腑、四肢百骸的生理功能。功法以人体脏腑经络的生理活动规律为根据，练习哪一势，即能直接对相应的脏腑经络起到增加功能的作用，从而加强了防病治病的机理。如猿势养心，鹿势固肾，虎势平肝，熊势健脾，鹤势理肺。这些都体现在各势功法中。

二是漫步周天导引法。该法取自内家拳中的五行拳，有《内经》之艺的誉称。李少波将其精华与真气运行法相结合，根据人体脏腑经络、生理功能的特性，分别制定不同的拳式，作为一种能使真气旺盛的导引方法。通过练习，使人达到旺盛周身真气运行的状态，通畅经络，有益脏腑，祛病延年。

该法以"三体式"为起式，有劈、钻、崩、炮、横五种拳式，分别应于金、水、木、火、土五行。在中医理论中，五行应五脏，如肺属金、肾属水、肝属木、心属火、脾属土，所以，拳式又分别有利于肺、肾、肝、心、脾五脏。

练习该法，一要专心致志，精神集中，一心在拳；二要从容安舒，和顺适随，自然导引。二者兼备，为而不恃，凝神调息与形体运动紧密结合，真气便能"从之"而生，贯通任督二脉，实现真气周天运行，一步一个周天，进一步带动全身真气旺盛通畅的运行。

三是鹤飞唳天（肠胃功）。该功法源自少林"避水剑"和武术中的鹤拳。拳式以鹤势形体活动为基础，借腰膝脊椎的转动，带动两臂及双手的旋转运动，并以身体的外动促进肠胃的内蠕动，以增强胃、小肠、回肠、结肠及直肠的消化吸收和正常的排泄功能。对脾胃虚弱、肝胆气滞所致的消化不良、脘腹胀满、纳食少味、二便不调等脾胃、肝胆消化系统疾病有良好的调理作用。

四是龙行挥云。该功法是以形意拳龙形为基础，结合真气运行法功理而制定的。动作与呼吸自然配合，身体活动轻灵柔顺，舒展圆滑，犹如龙行云中，隐现自如。练习纯精，可使形气合一，神驭气生，气流身动。论养生有培育内丹之效，讲护道具保全性命之功。

初学时，先以单手慢练，熟练后应双手齐练。真气随手起足落而运行周身，可促进十二经络之气机畅达。纯精之后，更可疾步快练。实际应用时具有八方应变，出奇制胜之功效。

五是健身十锦。该法是在《易筋经》八段锦的基础上增加了全身锻炼的内容，由十节动作组成的一套具有医疗保健作用的锻炼方法。通过肢体的伸展、曲屈和肌肉的放松、收缩，疏通经络，促进脏腑气血的运行，有助于人体真气的旺盛，达到祛病强身的目的。

健身十锦源于古代的吐纳导引，外部的调身与内在的调息、调心密切配合。锻炼时要求集中思想，排除杂念，意存丹田，尽量使自身处于一种虚无的状态。要刚柔相济，紧中有松，柔中寓刚，力度均匀沉稳，含蓄在内，健身效果自然增强。该法动作舒展，造型优美，而且易学易练，健身效果明显。

第三是高级内容，即真气抟聚法。

真气运行高级功法多少年来都是李少波亲自口传心授，一直没有见诸文字。为避免失传和以讹传讹，在他年届九秩撰写《真气运行学》专著时，此部分内容才得以用文字记录了下来。

高级功法主要是研究《周易参同契》的要旨与《河图》之理，并结合他本人经多年实践探索的心得而陆续创编的。作为真气运行锻炼提高深造的内容，推广多年，取得了满意效果。

东汉魏伯阳所著《周易参同契》，是世界上现存最早包含着系统的内外丹理论的养生著作，有明显的黄老道家特色。后被道教吸收奉为养生经典。《四库全书总目》中说："后来言炉火者，皆以是书为鼻祖。"由此可见此书影响之大。

其学说以黄老道家理论融合周易、丹火之功于一体，用《周易》的阴阳变化之理，阐述炼丹、内养之道，证明人与天地有同体、同功而异用的法则。不仅继承了道家养生学的理论，亦是中国古代化学、药物学、天文历算等学科的发轫之作，如国人引以为傲的四大发明之一的"火药"，其原理即从此书而来。因其涉及诸多学科的知识，艰深晦涩，素以"天书"著称。

《参同契》中用《周易》来说明炼丹的鼎器、方位、药物、火候、时辰、变化等，认为炼丹与天地造化同属一理，易道与丹道可以相通，故能用天地造化的易道来阐述炼丹、内养之道。

在炉鼎上，《参同契》以乾坤两卦喻鼎器，"乾坤者，易之门户，众卦之父母"，《大易总叙章第一》讲的是乾坤二卦所取象的天地好似一个大炉鼎，阴阳万物变化尽在其中，人身则是个小炉鼎，阴阳变化亦在其间。炼丹的鼎器是炉在上、鼎在下。犹如天在上、地在下一样，符合乾坤之象。

在药物上，炼丹的原料以"坎离为药"，就外丹而言，炼丹药物主要指铅汞。《参同契》要求药物必须是同一种类，才能修炼成功，不同类的只会失败，"若药物非种，名类不同，分剂参差，失其纪纲，虽黄帝临炉，太乙降坐，八公捣炼，淮南执火也难成功"出自《君子好述篇第三十》。就内养而言，"药物"坎离，指人身一元之气的阴阳变化。《参同契》强调修炼精气神，"将欲养性，延命却期，审思后末，当虑其先，人所禀躯，体本一无，元精云布，因气托初，阴阳为度，魂魄所居"，出自《性命归元章第二十》，讲的是协调阴阳可以养性延年。

在火候上，《参同契》运用《周易》中的纳甲法和十二辟卦法，来说明炼丹火候。所谓纳甲法，是以《周易》的八个经卦分别与十天干相配合，以甲为十干之首，举一千以概其余，故称之为纳甲。魏伯阳根据月亮的运行变化规律，结合纳甲卦象的阴阳消长，把一月中的三十日分成六节，每五日为一节，每一节分属一卦，由乾坤往复，阴阳升降，以表明一月中火候的进退情形。《参同契》又以十二消息卦与十二地支相配合，代表一年十二月，或指一日十二时辰。根据其中阴阳的爻变，象征火候的退进。这样，《参同契》运用《周易》中的纳甲法、十二辟卦法，象征性地说明一年十二月、一月三十日、一日十二时辰中阴阳的消长变化，以及如何相应地掌握炼丹火候的进退情况。

在道术的效果上，《参同契》认为存思食气的内养法、讲究阴道的房中术、昼夜运动不息的疲劳战，祭祀鬼神以祈福等等，这些都是旁门左道之术，违背黄老养生之道，故不可能达到长生久视之境界。而服食还丹，才是延年益寿、返老还童的正道。即《二土全功章第十一》所述：

子午数合三，戊己号称五。

三五既和谐，八石正纲纪。

呼吸相含育，停息为夫妇。

黄土金之父，流珠水之子。

水以土为鬼，土镇水不起。

朱雀为火精，执平调胜负。

水盛火消灭，俱死归厚土。

三性即合会，本性共宗祖。

巨胜尚延年，还丹可入口。

金性不败朽，故为万物宝。

术士伏食之，寿命得长久。

土游于四季，守界定规矩。

金砂入五内，雾散若风雨。

熏蒸达四肢，颜色悦泽好。

发白皆变黑，齿落还旧所。

老翁复壮丁，耆妪成姹女。

改形免世厄，号之曰真人。

这里蕴含着《河图》之理，子一午二合三，戊己五十相合亦为五。水火土三者相和谐，八卦分列八方。子午之气如太极一呼一吸相互含育，呼吸停止交媾为夫妇。黄土生金为之父，东方木流珠乃水之子。土克水为之鬼，土镇水则水不起。朱雀为南方火精，逆克而调节五行。火克金则金气不得从土而出，金克木则水气不泻。水盛灭火，水又被土所灭，俱死归于中土。水火土既会合，共归本性宗祖（五行顺行而化生万物，逆克则归本还一）。巨胜（乃黑芝麻，笔者注）吃了尚可延年，丹药吃了可益寿。金性不败朽，所以是万物之宝。术士伏食之，寿命会长久。土旺于四季，守边界制定规矩。金砂进入五内，散作风雨一样。滋润四肢皮肤，悦泽颜色。

真气运行高级功法的退符进火、攒簇五行，就是从上述论述中得到启示的。

真气运行五步功法练通小周天、大周天，经过炼精化气、炼气化神、炼神还虚三个阶段，可获得防病治病、健身延年的效果。怎样使静定的功夫不断深入，直指上乘，李少波制定了如下方法。

一是混元坐。通过姿势的调配，两手两足交叉相叠，四肢阴阳相抱。意存丹田，使心脾肾三家相会，五气朝元，真气凝聚，日益坚牢；百脉通调，遍体熏蒸，精神日长，智慧日开；精气神凝物如珠，晶莹可见。

该法是在真气通任督后，十二经相继通畅，疾病好转，体质相对增强，但功力尚须精进时锻炼的。由于大脑的调节管制力量不断加强，深度入静，常表现出目无所见，耳无所闻，心无所知，形神相抱的全真佳境。鼻息微微，若存若无，丹田真气活泼旺盛，一体圆融。全身毛窍随呼吸而动，与大自然息息相通。昏昏默默，物我两忘，暖洋洋似浴温泉，熏熏然如沐春风。更有祥光屡现，三花聚顶的高级境界，美不胜收。正如他所编写的《大周天歌诀》所云：

内亦交，外亦交，

三关通透不须劳。

尾闾一转天一水，

自在河车泛百遭。

奇经八脉十二经，

指趾之端阴阳交。

真气运行无滞碍，

形神俱妙意逍遥。

二是下河车搬运。该法意在下丹田的真气培养，利用阴阳互抱于丹田两个拇指的活动，以减少神志意念的活动，培养元神的力量。呼气似有似无地止于两手拇指的旋转上，自然杂念不起。手指旋转前下后上，带动任脉真气下趋丹田，督脉真气上趋百会。真气在丹田充实饱满，致密度越来越高，精气神高度抟聚。

下河车搬运锻炼有素者，丹田真气逐渐饱满充实，任脉畅达，真气源源不断地下入丹田，丹田也随之开阖，或运转。外呼吸随拇指密密绵绵地转动，逐渐达到深、细、匀、长的胎息状态，意识、呼吸放任自然，似有似无，似醒似寐于一片混沌之中，丹田真气越练越旺，越聚越密，以致丹田内似有一气丘在运转。正如他所讲：

阳降阴升一混元，

转指妙法运周天。

呼则真息归根蒂，

吸时精气养泥丸。

三是上河车搬运。该法以姿势、动作替代后天意识，用手臂的上升下落，形成自然呼吸，加强下丹田真气的培养和任督真气的环流，使真气运行更为自然畅达。

上河车搬运练习纯精，丹田真气越加旺盛，一个导引动作，即一个呼吸，真气便行任督一周天。正是：

举手为吸落为呼，

吸一呼三合入出。

息息周天通百脉，

招来一颗夜明珠。

四是五行攒簇。该法以中医五行学说为指导，运用五行生克制化的机理，通过姿势、动作的导引，结合呼吸运动，促使五脏相互制约，相互助长，从而协调旺盛。

练习该法，能使真气运行活跃，脏腑功能得以加强，精气神"三五"抟聚合一，则可使形体不敝，精神不散，同时能孕育出新的生命。诚如宋代张伯端《悟真篇》所说：

三五一都三个字，

古今明者实然稀。

东三南二同成五，

北一西方四共之。

戊己自成生数五，

三家相会结婴儿。

婴儿是一含真气，

十月胎圆入圣基。

五是五龙蛰法。该法取卧姿，形体如五条龙团聚，形神相抱，促使真气抟聚有力，丹田充实，任督脉流畅，遍体舒适，神机焕发。

练五龙蛰法，体内真气活泼，涌泉穴的真气源源不断地趋向丹田，腰背温暖，肾间真气活跃，心息相依，从而进入虚静之佳境。因该法源自陈抟老祖的华山睡功，故赞曰：

> 希夷修真隐华山，
>
> 抟气致柔炼金丹。
>
> 龙蛰冬眠添寿算，
>
> 东方睡仙美名传。

四十八、功理渊源

他所创编的一系列功法，方法简明，哲理精邃，理论基础深厚。究其根本，皆源于中医学经典《内经》，通过博学、慎思、明辨、笃行而创立。而以功法为基础的真气运行学术体系则是"医道同参，文武合一"。道学以《道德经》《参同契》《素书》等为旨，医学以《内经》《伤寒论》为根本，武学以形意拳、三体式为基础，涉及门派众多，学术底蕴雄厚。

古代医家在长期的实践中，通过探索人与宇宙万物的本原，认识到自然界是人类生命的源泉。正如《内经·素问·宝命全形论》说："天复地载，万物悉备，莫贵于人""人以天地之气生，四时之法成""天食人以五气，地食人以五味。气和而生，津液相成，神乃自生"。从这一认识出发，理解人与自然的密切关系，为人类保健治病的理论实践提供了认识论的依据，真气运行法的功理也源于此。

《内经·素问·宝命全形论》又曰："人生于地，悬命于天，天地合气，命之曰人。人能应四时者，天地为之父母。知万物者，谓之天子。天有阴阳，人有十二节；天有寒暑，人有虚实。"所谓天有阴阳，人有哀乐；天有四时，人有四肢；天有五行，人有五脏；天有十二个月，人有十二经脉；

天有三百六十五日，人有三百六十五骨节；天有子午，人有任督；天有昼夜，人有视瞑；天有冬夏，人有柔刚。总之，天有什么，人体和人的生理信息也有什么。这叫作人副天数，人天感应。

人是天地形气、阴阳相感的产物，是物质世界有规律变化的结果。天地大宇宙，人体小宇宙。人在自然界处于天地气交之中，宇宙自然下降的天气，与上升的地气相交汇合，而致阴阳推移，四时往复，五行制化，寒暑相移，人类无不受其影响。

《内经·灵枢·岁露篇》说："人与天地相参也，与日月相应也。"明确指出人类源于自然，以及人与自然的整体关系。天地人无不暗合，人与自然的统一，天人一体，息息相关。自然界天气下降，地气上升，天地交泰，万物方能衍生，才会有生机；人体呼气心火下降，吸气肾水上潮，心肾相交，水火互济，阴阳和合，五行顺理，五气朝元则真气充足，生命力旺盛。真气运行法达到沟通任督的目的，就是医家的得阳之法。

自然界中五行的生克制化，在人体内也有同样的机理。五行学说是中医理论的基础，也是真气运行的理法基础。

五行学说是古人运用木、火、土、金、水五种物质属性的运动变化，推演自然界一切事物、现象变化发展规律的理论。

五行学说认为，世界一切事物都是由这五种物质的运动和变化所构成。五行相生的规律是，火生土，土生金，金生水，水生木，木生火。五行相克的规律如《内经·素问·宝命全形论》所说："木得金而伐，火得水而灭，土得木而达，金得火而缺，水得土而绝。万物尽然，不可胜竭。"

《古文尚书·洪范》云："五行：'一曰水，二曰火，三曰木，四曰金、五曰土。水曰润下，火曰炎上，木曰曲直，金曰从革，土爰稼穑。润下作咸，炎上作苦，曲直作酸，从革作辛，稼穑作甘。'"这段文字对五行的属性作出了诠释。

中医学对五行学说全盘接受，并用来解释自然界各种事物和现象之间的联系，解释人体各脏腑器官、组织结构之间的相互联系与协调平衡，并将二者结合起来，体现"天人合一"的思想。真气运行学说对五行学说发挥得淋漓尽致，其功法系列充分体现了这一哲学思想。

《尚书大传》云："水火者，百姓之所饮食也；金木者，百姓之所兴作也；土者，万物之所资生也。是为人用。"显然，五行是将五种物质的自然属性抽象，使其具有广泛性，形成了一个哲学概念。中医学将自然和人体纳入五行模式，绝不是削足适履，而是经过几千年的实践而总结出来的。"五"这个数字，在宇宙间是何等的包罗万象和妙不可言：

五行：木、火、土、金、水；

五方：东、南、中、西、北；

五时：春、夏、长夏、秋、冬；

五化：生、长、化、收、藏；

五色：苍、赤、黄、白、黑；

五味：酸、苦、甘、辛、咸；

五臭：臊、焦、香、腥、腐；

五音：角、徵、宫、商、羽；

五性：喧、暑、静、凉、凛；

五虫：毛、羽、倮、介、鳞；

五果：李、杏、枣、桃、栗；

五畜：鸡、羊、牛、马，彘；

五谷：麦、黍、稷、稻、豆；

五脏：肝、心、脾、肺、肾；

五腑：胆、小肠、胃、大肠、膀胱；

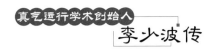
五官：目、舌、口、鼻、耳；

五体：筋、脉、皮、肉、骨；

五华：爪、面、唇、毛、发；

五神：魂、神、意、魄、志；

五志：怒、喜、思、悲、恐；

五液：泪、汗、涎、涕、唾。

其实何止这些！还有很多和"五"有关的事物，所谓"天地有五，以生万物。"

人秉天地之气生，也离不开"五"这个数字。人体内有五脏，外生五官，手足有五指（趾），目生五轮；舌辨五味，以应五脏之欲；耳听五音，以宣五内之情；五气循经以通表里，以合自然界生生不息之机。显而易见，五行学说和阴阳学说、脏象学说、经络学说一样，既是我国传统医学辨证施治的理论根据，也是真气运行理论的渊源所在。

真气运行理法兼容并蓄，吸取了各家养生修炼之精华。如研究道家"炼丹"时用武火、文火、止火等层次，而安排合乎人体生理的调息方法；参考佛家天台宗"六妙法门"的不同息法，而提出了调息要意随息动，摒除了以意领气之弊端；探讨儒家的"守中"，若能长守，必有所成。更根据现代生理学，制定了特定的调息方法，以达到疏通任督二脉，即"小周天"和"大周天"通畅的目的。

综观各家的修持方法，虽千姿百态，但目的都是"得道"。所谓三教归一，万法归宗。从文字表述上看，各家所说都是隐晦多喻，古奥玄幽，令人难悟，而真气运行法大都选择传统医学和现代医学术语，使妇孺皆懂，故而简明易学，令人产生兴趣，收效快，亦能持久。

四十九、治病机理

真气运行法是强身保健，防病治病，益寿延年的自我锻炼良方。功法实践验证了祖国传统医学的理论，符合人体生理规律，因此，效果显著，而受到广大群众的热烈欢迎和好评。

真气运行法的目的，主要是蓄积真气，贯通经络，燮理阴阳，疏通周天。真气是人体生命活动的能量，《内经》中说道，真气所受于天，与谷气并而充身。人体先天元气，来源于父母，贮藏于肾；后天真气是呼吸得来的氧气与饮食化生的谷气所合成的能量。

按《周易》理而论，人16岁肾气最旺，元气鼎盛，属纯阳之体，为乾阳。随着年龄的增长，内伤七情，外感六淫，劳心劳力，元气消减，每8年减一阳，至64岁，一般人的先天元气即消耗殆尽，仅依靠饮食维持生命，所以容易衰老，所谓"人活七十古来稀"。真气运行法主张在先天元气未消耗完之前，就抓紧修养。一方面尽量减少元精、元气的消耗，清心静养；另一方面以后天充养先天，旺盛真气，却老复壮。先天之气失而不能复得，而后天之气则可以炼养，以补先天。

真气运行五步功法第一步，通过意念和呼气运动作用于心窝部脾胃之所，培养后天根本。中医理论认为，脾胃为后天之本。任脉上的巨阙穴位于心窝部，是心经募穴，为心之门户，心气在此宣泄。注意呼气，引心火下降，温煦脾土，五行理论谓之"火生土"。脾土得心火温煦，自然脾胃阳气振奋，运化功能随之加强。谷气源源不断的与天气结合，注于膻中则化为宗气，故而心窝部感到温热饱满，胃脘不适感消失，消化吸收功能加强，食欲转佳。

心窝部即中丹田的真气旺盛起来，就要充实下丹田，补充先天之气。真气运行五步功法第二步，就在于疏通任脉，使真气下沉丹田。真气随呼

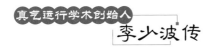

气沿任脉逐渐下趋丹田，脘腹之地得到真气温煦，大小肠功能加强，自觉肠鸣矢气，胃肠道得到调理，消化吸收功能更加健全，又增加了真气的来源，整个身体呈良性循环。

气沉丹田即后天之气充养先天。进入第三步，培养丹田真气，凝炼肾精化为肾气，为积气冲关打基础。神凝丹田，使五脏精气源源不断地流注丹田关元穴，又使肾中元精不断地化为丹田元气，丹田逐渐充实饱满。丹田气旺盛，肾上腺、性腺功能得以加强，泌尿生殖系统常见病即能得到调治。丹田真气充实饱满，会阴跳动，一阳来复，真气自然往督脉运行。

第四步真气过下鹊桥，通过尾闾，沿督脉上行。腰脊病患者，会有病灶反应，真气通过后，即能得到调节治疗。真气上行至夹脊，会有胸闷、背部负重之感，心脏、肺脏本就不适的患者，会觉的症状加重。一旦真气通过，一切不适感霍然而除，疾病得以调治，所谓"夹脊一过，疾病若失"。真气行至玉枕，受阻的感觉十分明显，颈项强直，后脑胀痛，头部拘紧等，很是不适。一旦真气通过玉枕，种种不适感觉均得以解除，会有头皮发痒，舌尖酥麻等感，口中津液甘醇，源源而下。

真气通过玉枕，小周天贯通，人体食欲旺盛，精神振作，脏腑功能得到调理，健康状况大为改善，食欲低下、肾虚、神经衰弱、失眠、高血压等症状即可改观。待真气疏通病灶，排除病邪后，脏腑的器质性病患便可康复。

通督后，进入第五步，肾气不断地灌溉脑髓，肾上腺、脑垂体两大腺体互相激惹，互相补益，大脑皮层力量加强，功夫进一步提高，达到"胎息"、虚无境界，身体的代谢机能和抗病免疫功能均得以增强，从而延年益寿。

中医学认为，人之所以生病，是由于阴阳失调，气血不和，正邪相争，或虚或实。属虚者，可由于先天不足、后天失养、劳倦内伤、年老体衰、脏腑亏损、气血虚弱，归纳为真气、元气、正气的不足。属实者，可由于六淫外感、七情损伤、痰瘀留滞、气血阻碍、经络不畅，均属于"不通则痛"。真气运行法遵循古养生家"虚无生气""静极生动"的养生原理，强调虚静养气，培补真元。

真气运行五步功法前三步，从培补后天脾胃元气入手，促使人体气血生化有源，进而五气朝元，充养气海丹田，以后天补充先天，温补命门，固养命蒂，使生命的原动力充足旺盛。正如古医家所云："五脏六腑之阴非此不能滋，五脏六腑之阳非此不能发。"下焦丹田元气充旺，肾阴肾阳不亏，脏腑功能健旺，对一切虚衰之体，衰弱之症，足以匡扶。督脉通畅后，阴脉之海、阳脉之汇的任督二脉经气周行，从而使真气有资本有力量流注于奇经八脉，并按气机的规律运行于十二正经，从而荡涤秽垢，冲刷病邪，活跃经络之气，调和阴阳气血，恢复人体的正常生理机能。

从这个意义上说，真气运行法不仅能治疗普通的常见病、慢性病，而且能调治各种疑难病，还能及时调理未发生的疾病隐患，防治疾病的发生和发展，疗效佳，适应证多。所以庄子有谓："缘督以为经，可以保身，可以全生，可以养亲，可以尽年。"

真气运行法的防病治病机理既符合中医理论体系，也符合现代医学科学原理。

在中医理论方面，仅以肝病为例。

中医所谓的肝病，其实也包括胆病。肝与胆相表里，生理上以膜相连，功能上相辅相成，病理同气相求，相互影响。其发病机理多为肝气郁结、肝火上炎、肝胆湿热、气滞血瘀、肝肾亏损等。中医采取的治疗法则为，疏肝理气、平肝泻火、清肝除湿、理气散瘀、补益肝肾等。真气运行法治疗肝病，其功理反映了中医治病的原则，而且综合疗效更佳。

肝气郁结，宜疏肝理气。真气运行法要求平心静气，恬憺无为，排除杂念，专志功法，使真气旺盛畅达。胸怀开阔，心情舒畅，郁滞不解自除。

肝火上炎，宜平肝泻火。真气运行法采取泻心气、平肝火的方法，首先使心火下降，肝火宁息。五行学说认为，木为火之母，心为肝之子，实则泻其子，泻子可以平母火。肝火上炎为实证，心火得以平泄，肝木就不得横逆。心火下布，肝火就无以上扰。

肝胆湿热，宜清肝除湿。肝热通过清心火得以平息。内湿停聚，脾不健运，心火下温脾土，脾胃功能加强，便可运化水湿。肾气充足，水饮有所主制，内湿无以留滞。热清湿除，湿热自化。

气滞血瘀，宜理气散瘀。真气旺盛，气行畅达，经脉无所阻滞；气行血行，血运畅通，血瘀无以停滞。气血畅行，疾患消除。

肝肾亏损，宜补肝益肾。真气运行法要闭目凝神，肝开窍于目，久视伤肝，闭目则养肝。调息凝神守丹田，后天补先天，五气朝元，五脏精髓归于丹田气海，补益肾精肾气。闭目凝神足以补益肝肾。

真气运行法治愈肝胆疾患，无论急性期、慢性期，均能收到良好效果。

在现代医学科学原理方面，以调息方法和积气通督为例。

真气运行法的调息特点是，自然呼吸，注意呼气。呼气时，胸胁呼吸肌人为的收缩，胸腔缩小，收缩支气管和气管的平滑肌，收缩肺泡，从而排出肺内浊气；反之，胸胁呼吸肌自然松弛，膈肌下降，胸腔扩大，支气管平滑肌舒张，肺泡扩张，大气压将新鲜空气压入胸腔。人为的控制呼气，自然而然地吸气，只有多呼气，吐出浊气，才能多吸入清气，即吐故而纳新。真气运行法强调注意呼气，吸气任其自然，是顺应自然和人体生理规律的。

主呼还是主吸，还关系到植物神经功能的调节，更关系到体内器官的功能活动及代谢平衡。医学生理学认为，植物神经分为交感和副交感神经两类。它们既相互对抗，又相互协调。当人体从事重体力活动或处于紧张状态时，交感神经兴奋性占优势，导致心跳加快，血压增高，血糖上升等变化，以适应生理需要。当身体处于安静状态和睡眠时，副交感神经兴奋性占优势，导致心跳减慢，呼吸减少，代谢降低，使机体处于松弛、恢复和蓄积状态。真气运行法调节植物神经，除精神上放松、宁静外，还借助呼吸运动，注重呼气，也能收缩支气管、气管的平滑肌活动，使副交感神经兴奋而抑制交感神经的兴奋，从而达到休整康复、蓄积能量、培养真气的目的。真气运行法之注意呼气，其机理便在于对植物神经的调节作用。

真气运行法要求积气通督，注重培养、积聚丹田之气，兴奋性腺、肾上腺皮质等内分泌腺靶点，对提高免疫功能，延缓衰老具有重要意义。真气过下鹊桥，沿督脉上行，通督后进入脑海，润泽上丹田百会，对脊髓神经、中枢神经都有积极地调节作用。这种作用在于抑制大脑皮层，促进入静，同时作用于丘脑及垂体，反过来对整体内分泌系统产生生理性调节。

科学实验证明，丹田气足，性腺、甲状腺、肾上腺素分泌旺盛，而积气通督后，垂体促激素分泌素得到加强，进一步促进了腺体的分泌。从而建立"下丘脑——垂体——靶腺体"生理轴线的正常功能，促进人体的和谐健康，从而延年益寿。

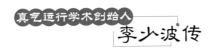
第十五章　养生圭臬

《内经》有云："圣人不治已病治未病"，是最早的预防思想。医学科学发展到今天，人们开始关注"治未病"这一古老的命题，这是历史发展的必然。而"治未病"理念的落实，要有一整套行之有效的方法，正如过江河需要舟楫，否则难以到达彼岸。李少波所创立的真气运行学术及其实践方法，充分体现了这一预防医学思想，而且简便易行，见效迅速，堪称养生健身的圭臬。因此，引起了政府有关部门和社会各界的广泛关注。

五十、政府关注

原国家卫生部关于医疗改革试点的文件中指出："中医药是我国独具特色的卫生资源，是中国特色医药卫生事业的显著特征和巨大优势，其临床疗效确切、预防保健作用独特、治疗方式灵活、费用较为低廉，深受广大人民群众的欢迎。扶持和促进中医药事业的发展，充分发挥中医药的优势和作用，对于深化医药卫生体制改革，探索建立群众支付得起、政府承受得了、中西医相互补充的中国特色医药卫生体制，提高人民群众健康水平具有十分重要的意义。"

真气运行实践方法在临床科研方面所取得的实效，在国内外普及推广中赢得的口碑，引起了国家中医药管理局的高度重视。

2008 年和 2009 年，卫生部副部长、国家中医药管理局局长王国强先后两次到兰州看望李少波，和他谈中医，谈真气运行养生，表示支持真气运行的推广，希望真气运行在医疗改革中发挥中医的优势。下面是第一次的谈话实录。

王国强（以下简称王）：我到卫生部和国家中医药管理局第一次来甘肃兰州，昨天晚上听说李老百岁寿辰，我们专程来看望，是迟到的祝贺。感谢您为我们中医药事业做出的贡献。

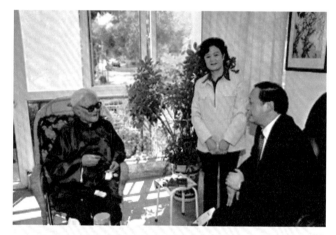

王国强和李少波亲切交谈

曹洪欣（中国中医科学院院长）：王部长到卫生部分管中医工作之后，大家能感觉到这一年中医发展的非常好，进入了快速发展时期。

王：更好地造福老百姓，是政府的责任。您研究的真气运行，就很符合我们现在在全国落实吴仪副总理的讲话精神和《内经》关于"上工治未病"的理念。中医的预防、保健、养生、康复都跟您创编的真气运行有关系。

李少波（以下简称李）：我们中国可以说有五个学派，分别为医、道、儒、释、武。医学是最早的内容，有几千年了，留传的东西很高明，也很奥秘。但是随着时间的推移，所传的这个奥秘的东西遗失了。原因是匪人不传，不得其人不能传，所以就越传越少，没有多少人知道。

中国医学讲"医道"，就是至高无上的哲学道理，就是天人一体。离开自然，人就不能生存，违背了自然就是所谓的"失和"。天人这个关系怎么能找出来，怎么能够重新传播，怎样普及到全世界、全人类，让大家都得到它，是我研究的重点。我是个医生，这一辈子就干了这么一件事。

王：这是件了不起的事！

李：我由病而医，由医悟道，医道同参，依据《内经》，总结各家各派的养生方法，创编了真气运行法。就是让人少得病、少吃药，不药而愈。因为在现实生活中，有些病，特别是有一部分顽固病疑难病在医院没办法，但是用真气运行这个方法，有时候就起作用了，乃至于效果很好。这都是我在治病过程当中总结的。实际上医、道、儒、释、武几家的最高境界都离不开真气运行，因为真气就是人的生命能量。

王：正气存内，邪不可干。

李：就是这么回事。不过，将来要怎么样普及推广还得要下功夫。

王：您对中医药的发展有什么建议和意见？

李：总而言之一句话，我的意见就是按照真气运行方法去治病，可以节省很多经费，给国家减轻很多负担，使个人也少花钱。现在大家都知道，看病难、看病贵，吃不起药。

王：国外很多国家也越来越认识到中医药的好处，所以卫生部中医药管理局和100多个国家签订了中医药合作协议。他们都跑到中国来学习。这次奥运会，很多教练员、运动员都接受了中医的保健、养生理念，还有尝试了针灸、推拿，能不吃药的话，尽量不吃药，推荐做体外自然疗法，效果很好，影响非常大。

李：勿药而愈，上工治未病，预防疾病，增进健康，延长人的寿命。

王：中医、真气运行及"上工治未病"，理念上是完全一致的，而且在理论、实践、方法、效果上都比西方医学要高明。

李：这个方法现在大家都知道了，刚开始的时候很多人都不知道是怎么一回事。

王：我们中医如何更好地继承这个方法，并在这个基础上更好的创新。要与时俱进，这是很重要的。

李：《内经》有至高无上的哲理思想在里头，就是没有实际方法。素问第七卷的内容就是练的方法，可惜失传了！但可以在实践中探索，在自然规律中找到。实践出真知，如果不实践，光听别人说，是没有用的，必须实践。

王：要有疗效，要让老百姓真正地看到好处，这是最关键的。

李：我一生中所做的工作主要是研究真气运行，在学院里，学生招进来，先交给我，把他们培训一期，他们对《内经》很容易通晓了。

王：我想请教一个问题，真气运行与五运六气、子午流注有什么关系？

李：密切得很！我随便说几句，练功过去叫炼丹。有这样几句话，"三五一都三个字，古今明者实然稀；东三南二同成五，北一西方四共之；戊己自成生数五，三家相会结婴儿；婴儿是一含真气，十月胎圆入圣基"，这些不实际用，不知道是什么。如果锻炼真气运行，对脏腑经络及五运六气等都会有切身的体会，特别是对子午流注，在任督脉通畅，全身经络疏通后，就很容易理解，因为经络的实质就是真气和真气运行。

王：《道德经》讲道生一，一生二，二生三，三生万物。

李：万物负阴而抱阳，冲气以为和，也是说的这些道理。这个道理除研究外，还要做到，做到了才算成果。

王：好！我们好好研究。很高兴在中秋节到来之际能够到这里来看望您，您刚才讲的一些话令我们很感动。您为中医药事业的发展，更好地造福老百姓奋斗了一生，您女儿也在继续传承您的学术。您把我们祖先留下来的这些财富变成您亲自实践的理论，而且还确确实实地造福老百姓。我相信对于中医学的发展，特别是您讲到的怎么样把"上工治未病"的理念和方法传承下来造福老百姓，是非常重要的。

李：我所做的都是为了治病，使人们更加健康，使寿命长久。

王：我们都要努力，不是说人得了病才去治，要让人少得病，不得病，晚得病，这样就节省经费。有些病，像糖尿病、高血压，患者年龄越来越小，一辈子在吃药，那个费用就高了。

之后不久，国家中医药管理局继续教育委员会根据卫生部关于"依托中医药医疗、教育、科研机构以及具备条件的其他单位，建立中医药继续教育基地，逐步健全和完善中医药继续教育网络"的精神，审核确定真气运行养生方法为国家中医药继续教育初级培训项目，对在职执业医师和从业人员进行培训，合格者授予国家一类学分12分。

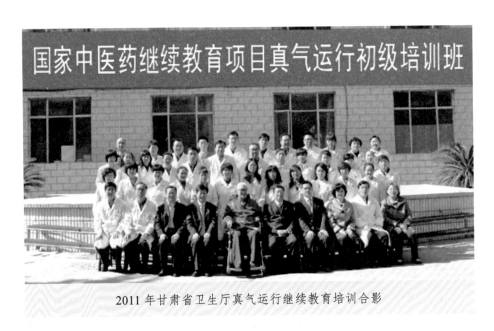

2011年甘肃省卫生厅真气运行继续教育培训合影

真气运行也引起了甘肃省有关领导的关注。

甘肃省分管文教卫生的副省长郝远，2008年8月间，带领省卫生厅、甘肃中医学院和兰州市卫生局等单位的主要负责人拜望李少波，谈甘肃的中医发展模式，交谈中郝远表示对真气运行予以积极支持。谈话实录如下。

郝远（以下简称郝）：当前，老百姓看病难、看病贵的问题比较突出，要解决这些问题是离不开中医的。但是，现在名老中医越来越少，有些中医医院只是挂个牌子，或者是中医大夫用西医的手段去治病，这种现象必须要改变。本来像李老这样优秀的中医还是有，如果确实找到了还真能管用。

我们现在想尝试这样的一个教育改革，在甘肃中医学院或者中医学校，办一所中医小学，准备从孩子抓起。从孩子一开始学字的时候，就像念《三字经》一样让他们背汤头，让他对中医感兴趣。因为孩子很小，他接纳很多的东西并不是很吃力，不断感触积累，将来长大了把中医的东西传承下去。靠这种模式可能会解决一些问题，不然光靠中医院校是不行的。请李老放心，一定记着你的嘱托，把我们省的中医事业做好。

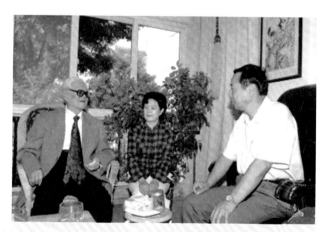

甘肃省副省长郝远看望李少波

李少波（以下简称李）：我出生中医世家，到我是第三代了。我是由病入医，年轻的时候身体差，都没有办法治。小时候得了肺结核，就像现在得了癌症一样没治，在家里只有等死。无奈之下，祖父就给我指点着学吐纳导引。我就在树林里头，成天用自己的呼吸办法来锻炼。经过半年时间，没想到治好了病。以后就经常用这个方法锻炼，身体的不适感就完全解决了。

后来我也就学医了，给人治病。由病而医，由医悟道，医道同参。有的时候患者吃药总是没效果，把道学加进去就很快。我特意在患者当中观察，看这个病吃什么药合适，除开药方外，再教患者加上吐纳导引，慢慢地便不给他开药了，用这样的办法治好了很多患者。之后到西北来，在中医院工作时，把这个方法用在临床，教患者自己去练，按中医的话说就是不药而愈。

咱们中医是很古老的，《内经》是中医最早的一部理论书。这本书就是研究人与自然的关系，道法自然，人要是不适应自然就会生病，要是适应了疾病就能解除。自然界有变化，人也有变化，人与自然界的关系按《内经》中的理论来说是天人一体，是一回事。这个思想以后被战争所影响，没有得到很好的传承，黄帝以后打仗了，顾不上这事，有病了就给点药吃。特别是汉唐时期医药兴起，人们有病就乞求医药。后来西药传入国内，人们觉得西医新鲜，生病时吃了西药就有效，以后越来越发现吃西药也不是万能的，一种药治一种病，没有治疗这个病的药就束手无策。有时用中医的办法，还是有效的，但是中医也越来越没落了。

唐朝时期的王冰，他的医学和道学都很好。由于长期的战乱，那个时候《内经》已经不全了，他对其开始了整理工作。王冰先后花了12年时间，基本上找全了。后来他写了《素问·序》，其中说道，"虽年复代革，授学尤存，惧非其人，而时有所隐。故第七一卷，师氏藏之"，意思是不得其人勿传，得其人才能传。传得少了，知道的人越来越少，以后的人光知道针灸、医药，有关"道"的问题就不知道了。王冰寻访到了，认为这是至道，是至高的道理。实际上就是教人怎么练，怎么样去呼吸。最后他说了句名言，"至道流行，徽音累属，千载之后，方显大圣之慈惠无穷"，千载之后就是现在，证实了他这个预言。

所谓的"气功"在我国说了很多年，闹得外国也气功、气功的在说。气功的概念是什么？到底练什么气？很多人并不一定明白。我所研究的这个办法给大家治病，不知道的就说是气功，其实我们这个根本不是气功！实际上就是《内经》里丢失的《素问》七卷的内容，是怎样健康长寿的具体锻炼方法。相传，得道隐士广成子在崆峒山修道，黄帝曾问道于他，得到了真传。这都是轩辕黄帝长期探讨和问道总结出来的方法。

我作为一个医生，为了大家的健康长寿，活了这么多年，一直有一个愿望，想在崆峒山这个地方，建立一个基地，研究、传播真气运行。最近听说平凉市政府很重视，同意在崆峒山修建真气运行研究院，我听了真高兴。

郝：这是一件非常好的事情。我觉得崆峒山的开发，对咱们传承真气运行养生方法，对弘扬甘肃的中医事业，都是有很大好处的。我应该积极支持这个事情，以后会关注这些事情，我要对平凉市委、市政府讲今天您给我讲的这些道理，帮助您把这个事情做好。

刚才老先生讲了这么多历史，讲到道法自然，讲到《内经》，讲到黄帝问道于广成子，这些都是很深的文化，很值得我们学习。李老记忆力很好，也很清楚，用自己的亲身经历来讲这个道理。

对李老的真气运行，我是深有体会的。我母亲心脏病做过三次手术，就是跟您学了真气运行法以后，自我调理活到现在了。她是很年轻的时候得的心脏病，给她治病的医生都已经去世了，她还活着，我觉得就是受益于您研创的真气运行法。

今天您还说到一个很重要的问题，中医都是传男不传女，传亲人不传外人，找不到合适的人他就不传，所以失去了很多宝贵的经验。像李老这么大岁数了，还惦记着这件事，要给我们建一个真气运行研究院，还要带这么多弟子，让我们很感动。我们衷心希望老先生长寿，您是我们国家的宝贝呀！

作为中医改革的试点省的卫生主管部门，甘肃省卫生厅更是不遗余力的大力推广真气运行养生方法，使之作为欠发达地区"中医特色医改之路"的一部分，同时在解决医疗纠纷、医患矛盾方面发挥积极的作用。

他们向全省各级卫生主管部门发出了《关于号召全省医务工作者学习运用真气运行法的通知》，要求全省医务工作者带头学习运用真气运行法，让更多的人受益。与此同时，还选定了真气运行对于乙型肝炎、高血压、心脏病、肠胃病的治疗，真气运行干预 HIV 感染者等多个科研项目，划拨专款，由甘肃中医学院附属医院组织实施。

甘肃省卫生厅还进行了真气运行作用于矽肺病的专项培训，对 20 余名经中西医治疗无效的矽肺患者用真气运行"专病专治"。患者通过真气运行的锻炼，普遍反映病情明显减轻，一些并发症也有不同程度的改善。

五十一、央视报道

2009 年 4 月间，中央电视台《夕阳红》栏目组专程前往兰州，连续 5 天时间实地采访李少波，拍摄专题节目片。

同年 6 月 1 日，央视在《百岁传奇》专题节目中对李少波做了特别报道，使人们对这位百岁老人有了进一步的了解。

报道称：现已百岁高龄的李少波，年轻时体弱多病，通过锻炼"吐纳"自救，调理好了自己的肺结核。2007 年期间，因不慎摔了一跤，脑部溢血。医生告诉家人，做最坏的打算。然而，奇迹发生了！在药物作用的同时，他用自己的方法调理，恢复得很快，没有留下任何后遗症。

通过近 20 分钟的视频，人们看到了一个健康老人的人生观和养生观。

电视片中，李少波鹤发童颜，语言清晰，也平易近人。对真气运行学术侃侃而谈，从上古"三圣"到诸子各家，从《内经》到《道德经》，从中医预防医学到真气运行学说，可谓如数家珍。但对他的个人修养方面的话题，他却非常谦虚，一再说"没什么好谈的"。

对何以健康长寿的问题，他的回答是：从根本上讲，要在观念上牢牢的树立起不要单纯地把自己的健康寄托在医生或某些药物及保健品上，而是要通过自己的行为来维护自身的健康，这是养生最为重要的问题。也就是说，人们希望有一个好的身体，而好的身体需要一个好的习惯，健康的关键在于自我调理。

对平素的生活和养生，他的观点主要是：

一是恬憺无为，随遇而安。他幼年体弱多病，在祖父指导下，习练"吐纳导引"之术，不仅治愈了自身疾病，而且还由病而学医，由医而悟道。他一生致力于医道的探索与研究，创编了体现以"预防为主"的医理思想的真气运行医疗保健方法，开创了医学界以真气运行法调控的先河，力图以此补充《内经·素问》所遗失的第七卷"全真导气"内容。这是他唯一割舍不下的追求，锲而不舍，矢志不移。至于其他的一切事物，他始终遵循《道德经》"见素抱朴，少思寡欲"之训，看得非常平淡。无论是青年时期的漂泊生活，还是建国初期在环境艰苦的藏区工作，以至以后相对比较优裕的生活条件，他都是随遇而安，顺乎自然。

他认为，一个人来到这个世界，注定要为社会民众做出自己的贡献，成为一个对社会有用的人，如果一味追求个人享受，就会丧失自己的志向。淡泊方能明志，对身外的一切不要有什么奢望，认准自己所干的事业，刻苦钻研，专心致志，终究会有所成就的。

正因为有这样一种信念，所以他一直以来不为任何琐事所累，总是以同样的心态工作和学习。在工作单位，从来不去考虑报酬的高低，职称的晋升，住房的大小，甚至不清楚自己每月的工资是多少。多少年来一直住在一套不足 80 平方米的房屋里，直到退休后才搬进了单位修建的面积稍大一点的宿舍楼。

二是顺乎规律，法乎自然。在谈到长寿有何秘诀时，他说："我并没有什么秘诀，只不过是按照《内经》的精神去实践而已。"他对《内经》的主旨做了诠释。解释说："其实，只要'法于阴阳，和于术数'，人人都可以健康长寿。"《内经》说："恬憺虚无，真气从之，精神内守，病安从来。"指出了一个道理，就是说人在清静无为的状态下，体内的真气便从之而生，并旺盛地运行，集中思想，神不外驰，则正气存内，邪不可干，疾病就无从生起。

《内经》以人体为中心，突出论述了真气和真气运行对防病治病、健康长寿的重要作用，揭示了返璞归真、虚无生气的要诀。他说："人应顺应自然，对应自然，达到天人合一，阴平阳秘，百病不生；偶染微恙或身体失衡，包括心理失衡，自身与自然失衡，就要调整，使各个系统保持平衡。"

他的养生观体现了遵循自然规律和人体生理规律的哲学思想，反映了人与自然同一性的世界观。比如，他的起居很有规律，在气候温暖的季节，早睡早起；在气候寒冷的季节早睡晚起。这也是符合《内经》的思想和自然规律的。平时早中晚都要有一次静坐，习练他创编的真气运行方法，以培养自身的真气。晚间子时，他从不间断"河车搬运"锻炼，以使自己体内真气旺盛而又有规律的运行和抟聚，增强生命活力。有时也练习他所创的"捻指通经法"，据讲这种方法通过拇指分别和其他手指的捻摩，可以疏通脏腑经络。

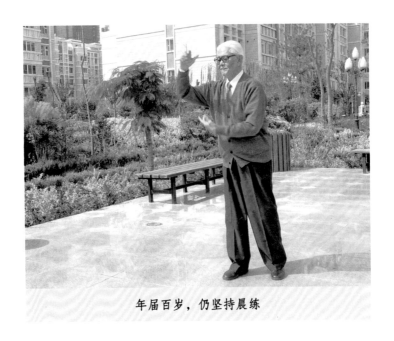

年届百岁，仍坚持晨练

他对大自然更是情有独钟，80 岁之前，几乎每天清晨都去黄河边，站很长时间的三体式桩功，一个桩功能站四、五十分钟。随着年事高迈，仍然尽量多去和大自然亲近，吸收新鲜空气，经常在家中的院子里站三体式高桩，练形意八卦，"八卦是刚柔之学，形意是内经之旨"这句话时常挂在他的嘴边，90 多岁时还能背诵十路弹腿口诀。有一批从内地来兰州支援大西北的武学精英，如就职于西北民族大学的"太极一支笔"许某，就职于兰州大学第一医院的金某，还有大成拳宗师王芗斋的弟子安某也慕名拜访他，请教拳法，互相交流切磋，被传为佳话。

他平时几乎时时都在炼养，经常风趣地告诉人们要"行立坐卧，不离这个；离了这个，便是过错"，当问到"这个"是指什么，他说："这是古代修炼家的总结，就是时刻都不要忘了意存丹田。通过呼吸运动，经常培养丹田真气，使真气旺盛的在体内运行，保持经络通畅，就会保持健康而不生病。"

三是食饮有节，生活简朴。在平常的生活中，他始终保持着中华民族优良的传统观念，省吃俭用，反对浪费，富日子也当穷日子过。他经常对自己的子女说，一丝一缕、一餐一饮，都来之不易，要养成艰苦朴素的好习惯。同时，他还认为日常饮食也和养生健康息息相关，暴食暴饮，挑食对养生有百害而无一利。平时三餐非常简单，以清淡少油腻为标准，有时一菜一汤，最多也是两菜一汤，甚至一碗汤面、一盘小菜就是一餐。用餐时，通常都是以七、八成饱为准。对于高热量、高脂肪的食物，非常谨慎。他常说，讲究养生的人，要慎食"天上飞的雁鸽鸠，地上跑的犬马牛，水中游的鱼鳖鳅，地里长的葱蒜韭"。他认为上述生物，是高热性的，或是刺激性的，容易使人上火，出现炎症，会导致人体气机紊乱，不利于人体的健康。

他在各方面对自己的要求都很严格，有时甚至近乎苛刻。88 岁之前，他出门办事或办公，都是安步当车，路途稍远，也是以自行车代步。88 岁之后，子女们从安全角度考虑，力劝他不要再骑自行车，他这才放弃了骑车。不追求、不奢望生活上的享受，知足常乐，成了他生活的信条。

在电视台采访中他谦虚地对记者说："我自己的生活很平凡，没有什么值得宣扬的。如果要宣传的话，希望对中医的预防学说思想多做报道。他还呼吁医学界应认真研究、发掘和总结《内经》的养生学理论和方法，使之发扬光大。无病先防是《内经》的重要精神，也是中医学的核心思想之一。只有抓住这个根本问题，才能有效地解决保健养生问题。"

五十二、崆峒盛事

崆峒山，位于甘肃省平凉市城西 12 公里处，东瞰西安，西接兰州，南邻宝鸡，北抵银川，是古丝绸之路西出关中之要塞 。"山川雄秀甲于关塞"，明朝"八大才子"之一的赵时春曾这样赞美崆峒山。相传广成子修炼得道于此山，轩辕黄帝前来向道家仙人广成子问道，得到"至道"之真谛。

崆峒山以"天下道教第一山"而闻名遐迩，是道、儒、释三教合一、共尊共荣的宗教摇篮。它还是中国五大武术流派之一崆峒派的发祥地。周穆王、秦始皇、汉武帝均以登崆峒为盛事。

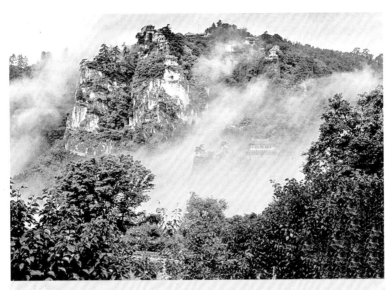

崆峒山主峰

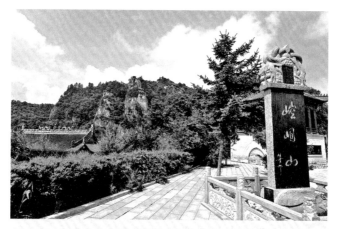

原中共中央总书记胡耀邦题写的山名

这里峰峦叠嶂，崖壁峭立，平台幽寂，怪石嶙峋，洞穴深邃，林木葱郁，相映成趣，既有北方山势之雄，又有南方山色之秀，不愧有"西镇奇观""神州西来第一山"之美誉。

李少波所创立的真气运行养生实践方法及真气运行学术，源自于中医学经典《内经》，和崆峒文化基础同源，理论同构，一脉相承。

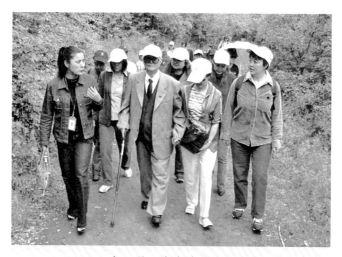

2004年6月，李少波登临崆峒山

他对崆峒山向往已久，对崆峒养生文化亦颇有心得。一直想实地游历，瞻仰灵山，但多年来一直未能如愿。

2004 年夏，95 岁的李少波率众弟子、学生登临崆峒山混元顶。

灵山仙境，深深地感染了他，联想到当年跟随祖父练习"吐纳"，获得了新生，以致探索研究、躬亲实践创立了真气运行学术，他思绪潮涌，感慨万端，即兴赋诗：

> 寻真悟道太翁贤，
> 吐纳唤回少时年。
> 秦陇云游求真谛，
> 岐黄易老五行参。
> 天然真气运行法，
> 恬憺虚无返先天。
> 四海春风期颐度，
> 归根复命在混元。

吟诵完后似乎意犹未尽，随即又作《天然歌》一首，诗曰：

> 静极生动法自然，
> 动极复静固本元。
> 万缘并作达极致，
> 物竞萌发辟地天。
> 天垂象兮地成形，
> 生生不息大德全。
> 古代圣哲宣正义，
> 留传人世保天年。【注】

　　随后，他向陪同的门生弟子表露了自己多年来想在混元顶建立真气运行养生基地的宏愿。

　　听到老师有此想法，得到了印度尼西亚真气运行基金会会长叶冠仁和马来西亚真气运行学会会长徐正山两位弟子，以及随行弟子们的积极响应和赞同，均表示一定要想方设法促其实现。

　　之后的 3 年多时间，经多次向当地政府请示报告、陈述意见，终于得到了他们的同意和支持。

　　2008 年 6 月，兰州真气运行研究所和平凉市崆峒山管理局正式签订了在崆峒山修建真气运行研究院的协议。经过近一年的准备，2009 年 5 月 13 日，真气运行研究院正式开工修建，历时两个春秋，克服高山作业的重重困难，于 2011 年 5 月初竣工。

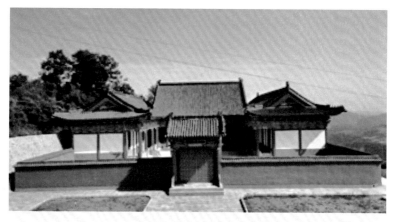

崆峒山真气运行研究院

　　研究院的修建共投资 380 多万元，都是海内外真气运行组织和众多真气运行同道好友所慷慨捐助。

　　真气运行研究院的修建落成，也是真气运行同道和他的弟子、学生同心同德、通力协作、殚思极虑、共图大业的智慧结晶，凝聚着不少有识之士的心血。

修建伊始，即建立了由李少波之女李天晓，以及他的弟子叶冠仁（印度尼西亚）、徐正山（马来西亚）、焦世袭等人组成的管理机构，分工负责工程建设的一应事务。李天晓负责工程资金全面管理；叶冠仁、徐正山负责工程方案的审定和资金筹措，多次不远万里亲临施工现场，勘察指导；焦世袭负责工程修建和监理，协调落实既定方案，以及整体布局和所有文字撰写等；平凉市规划局副局长、高级工程师党波负责工程的整体规划和设计，指导工程建设的各个环节。

中国道教协会会长任法融和北京著名书法家林中阳欣然为真气运行研究院匾额题字。

经过几年的努力，李少波的愿望得以实现！

2011 年 8 月 8 日清晨，初升的太阳洒满大地，天空中万里无云。

在风光秀丽的崆峒山混元顶，刚刚落成的真气运行研究院在金色的阳光映照下熠熠生辉，更显得美轮美奂。

门前广场大红色的拱门竖立中央，"热烈庆贺真气运行研究院落成" 13 个巨幅大字端立在拱门上方。拱门两旁的立柱上分别书写着 "大启而宇崆峒灵山添一景" "长发其祥真气运行泽万民"。

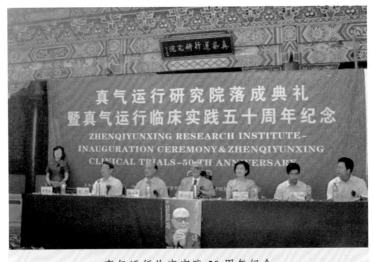

真气运行临床实践 50 周年纪念

研究院内，优美的迎宾曲响彻上空，迎接着国内外嘉宾的到来。

上午 9 时 30 分，由甘肃省卫生厅、中华中医药学会、中国民间中医医药研究开发协会、甘肃中医学院主办，兰州李少波真气运行研究所承办，马来西亚、印度尼西亚、新加坡、德国、澳大利亚及甘肃中医学院附属医院，北京、杭州、苏州等多个真气运行组织协办的"真气运行研究院落成典礼暨真气运行临床实践 50 周年纪念"隆重开幕！

中国民间中医医药研究开发协会常务副会长周立孝、甘肃省卫生厅副巡视员安平、中华中医药学会副秘书长谢钟、甘肃省平凉市副市长李生发、甘肃省平凉市崆峒区委常委、组织部长李新学等领导在主席台就座。

102 岁高龄的李少波神采奕奕、红光满面，亲临典礼，就座在主席台中央。

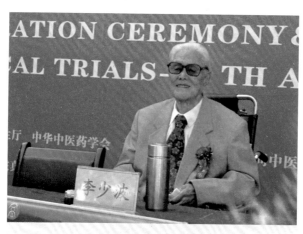

102 岁高龄的李少波

来自甘肃省兰州市、平凉市有关单位及崆峒山管理局的负责同志，国外各真气运行组织的负责人共 30 余人在会场前排就座。

印度尼西亚、马来西亚、日本、德国、俄罗斯、澳大利亚等国和国内 16 个省、市共 200 余名嘉宾出席庆典活动。

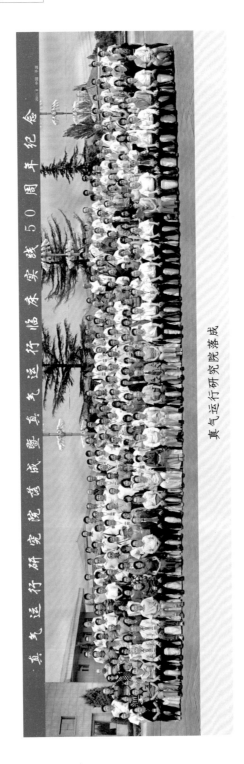

真气运行研究院落成暨真气运行临床实践50周年纪念

真气运行研究院落成

周立孝、安平、李生发、李新学等领导欣然为真气运行研究院揭牌、揭碑。

随着四万响鞭炮和 19 响礼炮鸣放甫定，中华中医药学会向李少波赠送了"国医大师金丹紫砂壶"，对他在中医学领域特别是无药治病方面所作出的独特贡献进行了褒奖。

周立孝、安平以及有关方面的代表先后发表了感人肺腑的致辞。他们在祝贺真气运行研究院落成的同时，对李少波的真气运行学术予以了充分的肯定，盛赞真气运行法在发挥中医学优势、防病治病、健身延年方面的独特作用，对真气运行的发展前景赋予了美好的祝愿。

庆典活动收到了甘肃省卫生厅、中国民间中医医药研究开发协会、甘肃中医学院、平凉市卫生局、崆峒山管理局、海外各真气运行学会、国内各培训推广中心，以及国内外一些同道好友为祝贺真气运行研究院落成送来的精美工艺制品、书画作品、花篮，以及贺词、贺电。

兰州电视台、平凉电视台、崆峒电视台、平凉日报等多家媒体现场采拍，及时报道了活动盛况。

【注】李少波《天然歌》释义

李少波所作七言律诗《天然歌》内容涵盖广泛，涉及易、道、医诸方面，揭示了人与自然的衍生奥秘，对真气运行学说的渊源及真气运行锻炼所达到的境界做出了高度概括。

诗词全文为：静极生动法自然，动极复静固本元；万缘并作达极致，物竞萌发辟地天；天垂象兮地成形，生生不息大德全；古代圣哲宣正义，留传人世保天年。

全诗的第一、二句是纲，也是真气运行锻炼所达到的境界。

首句"静极生动法自然"，李少波真气运行理法源自中医学经典，其锻炼过程充分反映了阴阳互根、动静相育、体用并存的动态平衡或动力守恒原理。

动与静，是宇宙万物运动中对立统一的两个方面。有动就有静，有静必然有动，静是相对的，动是绝对的，静是动的基础，动是静的力量表现。静极生动，动极复静，动静相育是事物发展的必然规律，也是锻炼真气运行所遵循的规律。真气运行锻炼时顺应人体生理及自然规律，用特定的方法，调整人体气血阴阳，从后天入手寻先天之源，重在化育元精、元气、元神，使其充沛。真气顺着人体自身之气血经络流通，以培补的先天精气神来濡养、完善、升华后天的形体，最终使身躯升华为先天的生命系统，达到"脱胎换骨""后天返先天"的境界。

真气运行锻炼到一定程度，由于元神力量加强，控制了机体的一些不符合生理的妄动，静境的出现，窈冥恍惚、神气合一，从而静极生动，化生先天之精气神，最终实现自身生命系统的升华。当神气合一之时，鼻息微微，若存若无，自觉遍体通调，处处春光，则内不见身心，外不见世界，形成寂然不动、忘我入道的境界，进而使身体内气机活跃，生发新的生命动力，获得常人所得不到的生命信息。

第二句"动极复静固本元"，锻炼真气运行，生发生命动力，如此坚持不懈，锻炼中由动再复归于静，叫作归根复命。归根曰静，是谓复命，就能"固本守元"，恢复先天的生理机制。真气旺盛的循经运行，大脑安静下来，心息相依，浑然无知，寂静之中自生妙境。大千世界，芸芸众生，无不归结到大道这一根源（真性）上来。如此静极生动，动极复静，让真气公允地沐浴每一个细胞，才能保全整个身体的健康，才能达到天人合一的境界。人们只有遵循此大道而行，生命才会长久，且终身没有危害。

《道德经》第二十一章有云："道之为物，惟恍惟惚。恍兮惚兮，其中有象；恍兮惚兮，其中有物。窈兮冥兮，其中有精，其精甚真，其中有信。"老子特别强调致虚守静的功夫。他主张人们应当用虚寂沉静的境界，去面对宇宙万物的运动变化。在他看来，万事万物的发展变化都有其自身的规律，从生长到死亡、再生长到再死亡，生生不息，循环往复以至无穷，都遵循着这个运动规律。老子希望人们能够了解、认识这个规律，并且把它应用到社会生活之中。在这里，他提出"归根""复命"的概念，主张回归到一切存在的根源，这里是完全虚静的状态，是一切存在的本性。

简要总结第一、二句，就是锻炼真气运行，培养真气，使真气从"无"到"有"，待人体自身的先天真阳集聚至一定量时，体内真阳会突然发动，叫作"一阳来复"，也称为"天人合发"，静极生动，昭昭然然，灵光一现。整个过程，亦称"进阳火"，是静极生动的生理机制。有此一动，产生的力量就会贯通任督二脉，运行不止，如日月围绕地球转动，周而复始，无穷无尽。然万物动极而复静，此时的静，锻炼者归于混沌寂然，感觉不到丝毫动力，一切如初。这就是动极复静，亦称"退阴符"。唯如此，才会真正体悟到入静的乐趣，知晓"一切有为法具有虚幻"的实相。李少波对此称之为"有生无"，为"性功"的开始，接下去就是"有无相生通真路"了。

第三、四句"万缘并作达极致，物竞萌发辟地天"，宇宙自然的生成，源自混元一气，经冲和而分出天地阴阳。由于天地交泰，阴阳和合，产生了万物，才呈现出一派生机。正如《悟真篇》所说："道自虚无生一气，便从一气产阴阳，阴阳相合生三体，三体重生万物张。"阴阳始分，天地始判，万缘（万物）因阴阳而竞相萌发。人是阴阳交感的产物，天地人三才都要遵循这个自然规律。

老子《道德经》第十六章有云："致虚极，守静笃；万物并作，吾以观复。夫物芸芸，各复归其根。归根曰静，静曰复命。"世间一切原本都是空虚而宁静的，万物也因此而能够在其中生长。所以要追寻万物的本质，必须恢复其最原始的虚静状态。万物的生长虽蓬勃而复杂，其实生命都是由无到有，由有再到无，最后回复到根源。根源都是最虚静的，虚静是生命的本质，这种生命的本质也是自然的常道。只有符合自然的道才能长久，终生不会遭到危险。真气运行的锻炼，就是使人们在虚静的状态下，一步步接近自然，返还自然。

第五、六句"天垂象兮地成形，生生不息大德全"，《内经·素问·五运行大论》说："变化之用，天垂象，地成形，七耀纬虚，五行丽地。"天垂象，即有日月星三宝，地成形，即有水火风三宝，人与天地相应，也有精气神三宝，人类的繁衍昌盛是社会历史中最具代表性的一页。人为万物之灵，善体天地之情，代行天地之道，"参天地之化育"（《礼记·中庸》），和天地万物一样，更好地发育生长。所以天地人被称之为"三才"。《内经》曰："人以天地之气生，四时之法成。"人的生命活动和大自然规律无不相合，天人一体，息息相关。

人要效法天地之道，长生久视，生生不息。效法什么？诚如《内经》所说："阴阳者，天地之道也""积阳为天，积阴为地"。轻清上升为天为阳，重浊下降为地为阴。阳化气，阴成形。阳为天，阴为地，地气上为云，天气下为雨，雨出地气，云出天气。故须天阳下降，地阴上升，天地交泰，再生后天混元真气，后天混元一气发挥其能量衍生万物，并代代相传，繁衍不息。宇宙万物得到了生命能量，在自己适宜的环境里生长发育，生成形形色色的生命体。这个变化过程，即老子"道法自然"的演变过程。

人生之初，是在阴阳媾合产生先天真一之气时，得一则生。待到后天（包括胚胎、哺乳、独立生活）的各个阶段，又都需要后天真气的补充而幻化无穷。如后天真气供应不足，或消耗过多，生命能量匮乏，则生命不能继续，失一而死。如果能使人体心肾相交、水火互济、阴阳和合、五行顺理、五气朝元则真气充足而生命力旺盛，健康长寿，终必返璞归真，就可以完成人生来去之始终。

《周易》《道德经》《内经》等"至道"是治人事天的坟典，理论涉及宇宙万物，内容博大精深。伏羲作《周易》画八卦，以示阴阳流通演变生生不息的宇宙观，老子"道生一，一生二，二生三，三生万物"的自然观，都说明混元一气为天（大宇宙）人（小宇宙）生生不息的根本；《内经》"真气者所受于天，与谷气并而充身者也"天人一体的整体观，真气作为自然赋予的生命能量，也体现人与自然的密切关系。

《内经》提出遵循宇宙万事万物规律，凡是对人体真气益者受之，损者避之，养生则寿的"道生"法则，就是生生不息的"大德"所在。

所谓"生生为大德"来源于《周易》，"生"就是宇宙价值，"生生不息"就是天地之大德。《论语·颜渊》也说："上天有好生之德，大地有载物之厚。"《道德经》有"万物负阴而抱阳，冲气以为和"之谓。就是说万物怀抱着天，背负着地，阴和阳和谐就化生万物。阴阳二气，化生万物，化的重点就是"生"，"生"就意味生命的存在形式，是宇宙的根本状态。真气运行理法就是遵循这样的宇宙观、自然观、人生观而形成的学术理论体系，并指导人们以此而践行。

第七、八句"古代圣哲宣正义，留传人世保天年"，真气运行理法源自医学，但也囊括了道释儒各家各派养生文化的精华。中国有三大传统文化支柱，道、释、儒源远流长，在中华民族发展的数千年历史长河之中，砥柱中流，都起到了莫大的作用。道家文化屹立至今，对社会的和谐功不可没。《周易》讲："一阴一阳之谓道，继之者善也，成之者性也。"目的就是为了让人们不违大道。从伏羲画卦到黄帝体道、老子讲道，针对的都是宇宙的一种属性，昭示着中华文化的一种始源，也体现着事物发生发展的规律。

自然界的能量，整体是道，人也是宇宙间的。老子讲"道大、天大、地大、人亦大"，人也是宇宙间"四大"之一。芸芸众生，道有多大能量，人也就有多大能量，功能属性都在，道与人的本性应该是一致的，所谓"人之初，性本善"。之所以不一致，相去甚远，只不过是"性相近而习相远"了。

老子以身证天，以天验人，他的中心思想就是"道法自然"四字。道是自然无为的，道是原则，法是效法。17世纪德国有一个大科学家，他认为世界上有很多事没有办法去解释，只有中国老子所讲的"道法自然"，才接近事物的真理，人法地、地法天就准确地体现了这个道理。

什么是人法地，地法天，天法道，道法自然？简单讲就是"天地人和"，人与自然合为一体，符合大道自然。人生长于天地之间，下立足于"地"，上敬奉于"天"。人为万物之灵，故人代表万物。人因有私情私欲，气量小，不容丝毫异己，故时有祸福之遭遇。大地深厚宽广，公而无私，任何事物无不承载。故人需取法大地宽广深厚、公而无私的胸怀，方可长久。"人法地"就是此意。大地虽承载及长生万物，但因地势有高低及软硬，故有沧桑之无常。因之，大地应取法天道无所不覆的容量，效法天道运行万物、永健而不衰竭的功能。"地法天"正指此而言。天道运行虽然如此，但还有四时变更、寒暑交替之无常。是故天应取法大道虚无清静的真一体性，因为"道"在运化群生这一运动中，没有任何主观、意气、感情、私心等人为因素。"天法道，道法自然"正指此而言。

传统文化强调"天人合一"，人源于天地，是天地的派生物，所以天地之道就是人生之道。《周易》："天行健，君子以自强不息。地势坤，君子以厚德载物。"天上的日月星辰在不断的运行，这就是"天行健"的意思。君子效法天，要像天那样不断地运行，不断努力。土地的地势就是厚广，可以承载万物，君子取法地，要积累道德，方能承担事业。自强不息，厚德载物，是要人们效法天地，在学、行各方面不断去努力。古代不少学者，能深刻体会这种精神并自觉加以实践，如孔子，自述"发愤忘食，乐而忘忧，不知老之将至"。孔子有一次在河边对学生们说："逝者如斯夫，不舍昼夜。"就是激励他们效法自然，珍惜时光，努力进取。

古代圣哲们所总结出的这些"正道大义"，是人们时时不可离开的"大道"。锻炼真气运行，就是一步步符合天道，符合自然，颐养天年的不二法则。只要持之以恒，不辍实践，自身的真一之气就会更加旺盛，其运行也更有规律，最终使人体达到水火互济，阴阳和合，五行顺理，从而步入健康长寿、生生不息的康庄大道。

第十六章　学术方向

真气运行学术的形成与发展历经了沧桑。他几十年来，由病而医，由医悟道，医道同参，相互为用。医曰去疾，以利保生；道曰养生，实为防病。二者殊名同义，皆为保持真气的旺盛运行，求得形与神俱，尽终天年。古往今来，凡言性命学说者，未有不归结为真一之气的修养功夫。而深究他所创立的真气运行学术，其研究的重点，蕴含着重要的学术价值，在医学界将会产生深远的影响，有着广阔的发展前景。

五十三、研究重点

1200多年前，我国唐代著名的医学养生学家王冰，有着数十年的医学养生学研究实践，对中医学经典《内经》作了系统整理次注。

这位圣哲感悟颇深，在他的《重广补注黄帝内经素问·序》中开宗明义提出："夫释缚脱艰，全真导气，拯黎元于仁寿，济羸劣以获安者，非三圣道则不能致之矣。"意为全真导气之法，是人类解除身心束缚和疾病困扰，获得安康，延年益寿的不二法门，而这些都是在"三圣"经典思想指导下才能达到的。

"三圣"，即伏羲、神农、黄帝。孔安国《古文尚书》序说："伏羲、神农、黄帝之书，谓之三坟，言大道也。"就是说，他们所著的书都是阐述自然法则，揭露保健养生之真谛的。

在中华民族上下五千年的悠久文明史中，伏羲、神农、黄帝被尊为上古时期的"三皇"。

"三皇"之首的伏羲，"象日月之明，通阴阳之理""仰则观象于天，俯则观法于地，始画八卦"，以阴阳流通演变，占卜天时地理人事，远近幽明，叫人趋吉避凶，以保身全生。以爻象暗示天机，冀异能者自悟发明，制砭治民疾，以拯夭枉。他既是远古华夏文明的肇始，又被尊奉为原始时期的人文始祖。

神农氏，古之炎帝，为原始农业的发明者，开创了远古社会由渔猎畜牧业向农业进化之先河。神农氏尝百草之性味，水泉之甘苦，使民知所避就，种五谷定食谱，奠定了保全性命的物质基础。发明药材以治民病，而立医道。

轩辕黄帝，既是中医学理论的创始人，又传承天人一体，性命学说之至真。我国现存最早的一部古典医经《内经》，便是他与天师岐伯等讨论医学养生学的问答之作。

亘古至今，人们为防病治病，保全自身的健康长寿而进行着不懈的探索。伏羲、神农、黄帝不断探索，成为上古时期哲学养生学之大成者；广成子、赤松子等不断探索，成为当时养生实践的杰出成就者；而老子、庄子则是中国道德家学派的养生鼻祖。

然而，从传统医学养生的角度看，中医学养生学的理论与实践，却均源于《内经》。因此，该书被誉为"至道之宗，奉生之始"。

据汉代班固所著《汉书·艺文志》记载，成书于战国时期的《内经》，原来凡18卷，其中《素问》9卷，《灵枢》9卷。随着时间的推移，至唐代宝应年间，所见到的《素问》，正如王冰所云"仅八卷尔""虽复年移代革，授学犹存，惧非其人，而时所隐，故第七一卷，师氏藏之"，而致湮没。尽管《内经》的学理犹存，但养生方法却为前人所隐。

王冰弱龄慕道，凤好养生，精岐黄之学，尤笃好医方。他致力于《内经》的研究整理，是因为"世本纰缪，篇目重叠，前后不伦，文义悬隔，施行不易，披会亦难"，因此，他精勤博访，"受得先师张公秘本，文字昭晰，义理环周，一以参详，群疑冰释"，历经12年，撰成《重广补注内经·素问》24卷，至今对中医学的继承和发展仍有着深远的影响。

正因为王冰幼年体弱，故十分重视养生。他从医、道之中汲取养生学理，勤而行之从而健康长寿，享年94岁。因此他视《内经》为"真经"，奉其为"至道之宗"，确为深受其益的肺腑之言。

《素问·金匮真言论》曰："非其人勿教，非其人勿传，是谓得道。"王冰在当时得到了真传，并躬亲实践有得。但有鉴于先贤有戒，而精到实用诀窍，却为其所隐秘。他将先师口授秘诀撰为《玄珠密语》10卷，藏于五岳之洞，冀以传与异人，而不敢私自示人传世，只是对此绝妙的养生法宝之盛行寄厚望于后世，预言"至道流行，徽音累属，千载之后，方知大圣之慈惠无穷"。

近千余年里，随着中医学的发展，传统医药却病保健对民族的繁衍昌盛起到了重要作用，但医学养生理论和修真实践之真谛，即《内经》的奉生绝技，却始终未能大白于天下。

历史就是如此巧合，当年王冰得先师真传，隐秘不示世人，他预言千载之后，真传将惠及于天下。

1200年以后，李少波从《内经》"全真导气"得到启迪，经实践研究，创立了真气运行学说，揭开了千古之谜，并毫不保留地奉献世人，救治世人，力图使人们自力更生，远疾谢医，健身延年。

几十年来，他矢志不移，研究的重点正是《内经·素问》所隐秘的第七卷之精要，也就是中医理论最核心的内容。

《内经》作为一部医学宝典，内容极为广泛。据《史记》记载，为求长生之术，黄帝曾向崆峒山得道隐士广成子顶礼求教，得到"至道之精，窈窈冥冥；至道之极，昏昏默默；无视无听，抱神以静，形将自正；必静必清，无劳汝形，无摇汝精，无思虑营营，乃可以长生"的指教，领悟静以养生，即端正身心，清静无为，自身阴阳媾合，能产生新的生命能量；慎守自身真一之气，生命能量自然壮大旺盛之妙道，使他受益匪浅。

时隔2000余年，老子以身证天，以天验人，在虚极静笃中反复体悟人与自然的同一性，提出"有物混成，先天地生"的"道"的概念，揭示了道本虚无，静极生动，无中生有的自然规律，以及宇宙事物皆由阴阳二气结合的自然衍生奥秘，故后世称之为"黄老之道"。

此后，诸子蜂起，百家争鸣，都来研究、实践这一至高无上的哲学道理。庄子实践黄老之道，悟出了修炼中要动静相兼，以达到最佳的生理状态及人与自然的生息妙用。经过众多圣哲的实践研究和总结，古人对人体生命活动有了非常清楚的认识，对《内经》作了多方面的补充和完善，先后数世纪才得以完成这部鸿篇巨著。其162篇天人大义，主要就是研究人体生命活动的精、气、神，如何合乎自然而生生不息。

由于《素问》第七卷的失传，《内经》博大精深的真理缺乏实践方法的证实，使人难以领会其精髓，所以，长期以来，人们知医者多，而知道者则少。"三圣道"的全真导气，即《内经》中的行气摄生，人们都能见到文字，但对于如何全真，如何行气，各家经典都没有详细记载，只是说在动静中求索，呼吸上用功。医、道、儒、释各家各派，虽提出了各自的指导思想，医曰静，道曰虚，儒曰诚，释曰空，但也只是为了排除贪妄虚伪等杂念的干扰，以待静极生动的时机，发挥自然生理的作用，并没有提出具体的实践方法。

古人把认识自然规律，沟通宇宙自然的实践方法，视为天机秘旨，不得其人常秘而不宣。传不择人，不但没有效果，反而将高尚的道义贬低庸俗化了。这也是《素问》第七卷至道方法为师所秘的主要原因。

抱神以静，虚无生气，积精全神，行气摄生。恬惔虚无，真气从之，恬惔无为，乃能行气。这些都说明了在静定中全真导气、真气运行，才是保健摄生的至真手段。

据此，李少波经研究探索，提出了真气运行学说，实践真气运行五步功法，获得了理想的效果。真气运行法遵循自然法则，合乎人体生理，方法简明，易于操作，故收效快。自然界天气下降，地气上升，阴阳交泰而万物生生不息；人体呼气心火下降，吸气则肾水上潮，心肾相交，水火既济为生命活动的根本。任督环流，阴阳交媾，肾气灌溉脑海，元神本能力量旺盛，则表现为无物无我，唯元神独存，与大自然同体，故能寿敝天地，无有终时。

真气运行法的调息方法之注意呼气，从根本上揭示了"全真导气"之真谛，得此诀窍，便可以一步步达到心火下降，振奋脾阳，吸收能源，化生能量，培养真气，积气冲关，还精补脑，返璞归真，返还先天生理机制，即古人称谓的"金丹大道"。

五十四、前景展望

经过半个多世纪的实践探索研究，证明真气运行理法简明实用，效果显著，赢得了医学界的认同和社会各界的肯定。

纵观中医学发展史，原始医学中的一个重要分支就是导引按跷，或曰行气摄生。因它与"神农尝百草"同样悠久、同等伟大，但又独具特色，所以人们习惯地把它作为一个独立的学问对待。

实际上，这种摄生方法和中医是"理论同源，文化同构"，是中医的一个重要组成部分。古代的医家和贤哲都热衷此道。

老子的《道德经》对修道养炼理论的论述非常深刻，孔子的弟子颜回始创"坐忘"，开静坐功夫之先河。汉初张良曾从赤松子游，习练"却谷食气"。医圣张仲景主张用行气防治疾病，《金匮要略》中言："四肢才觉重滞，即导引吐纳、针灸、膏摩，勿令九窍闭塞。"晋代医学家葛洪创炼丹术和叩齿功。南北朝的医家陶弘景隐居茅山，并撰写《养性延命录》一书，在服气、导引两方面推陈出新。

此后，隋代的巢元方，唐代的孙思邈、王焘，两宋的徽宗、张锐，金元"四大家"刘完素、张从正、李杲、朱震亨，明清的李时珍、张景岳、叶天士等，这些杰出的医家都极为重视行气摄生，将其写入专著，亲自习练，并指导他人习练，以此为人治病。

然而，自清代以后，这门学问在医门中却无声无息的消失了。特别是鸦片战争后，西方医学破关而入，与年轻的西医相比，中医显得老态龙钟，被一些民族的虚无主义者所贬低、摧残。中医境况如此，遑论行气摄生！

改革开放以来，国家提出了全民健身活动，"气功"在中国热了起来，但气功界鱼龙混杂，冒牌货很多。检验其真伪亦不难，还是那句话："实践是检验真理的唯一标准。"看其能否把人的身体调理好。

真气运行本来就是中医的养生保健方法，且疗效显著，和所谓的"气功"泾渭分明。正因为如此，这些年来，真气运行理法得到了大力普及与推广，受益者遍布全国各地，国外特别是东南亚诸国，亦有众多的真气运行实践者和受益者。

诸多医药无效，久治不愈，甚至坐以待毙的患者，以真气运行法治之，多数取得了满意的效果，在医学界和社会上引起了强烈的反响。

抚今追昔，真气运行学术从研究探索的艰辛到形成体系惠及人群，经历了漫长岁月。

展望未来，真气运行学术定会以它在医学领域的独特地位和作用，而产生更加积极的社会影响。

2012年5月，甘肃省医务人员用真气运行疏通任督二脉一事，引起各大新闻媒体和门户网站的热议。对此，卫生部新闻发言人做出了正面回应，平息了这场历时一个多月的舆论纷争。

发言人称，经向国家中医药管理局和甘肃省卫生厅了解，甘肃省卫生厅举办真气运行学骨干培训班，组织了部分医务人员参加，主要目的是使医务人员了解和掌握更多的中医知识和方法。

发言人表示，中医药是我国各族人民在几千年生产生活实践和与疾病作斗争中逐步形成并不断丰富发展的医学科学，为中华民族的繁衍昌盛做出了重要贡献，对世界文明的进步产生了积极影响，至今仍然在为维护人民健康发挥着不可替代的作用。

据发言人介绍，坚持中西医并重是我国卫生工作的一个重要方针。国家历来高度重视中医药事业，2003 年国务院公布的《中华人民共和国中医药条例》，旨在保障和促进中医药事业发展。2009 年国务院出台《国务院关于扶持和促进中医药事业发展的若干意见》，提出一系列具体措施，促进中医药科技进步、发展中医医疗和预防保健服务、加强中医药人才队伍建设。

发言人说，世界上许多国家和地区也正在认识、接受中医科学，目前已有 70 多个国家和地区与中国政府部门签订中医药合作协议。在深化医改中，中医药正努力为人民群众的健康提供更好的服务。

发言人特别指出，人类对生命科学的认识在不断深入，并不断有新的发现，现代研究也在不断为中医药理论和方法提供科学证据。在学术层面，国家鼓励开展理论探索、实践创新和学术争鸣。

大道圆融，真气运行理法将沿着自己的轨迹"周行而不殆"。预防为主，"上工治未病"应是医学科学发展的方向和追求的目标，真气运行学术充分体现了这一精神。

当今社会医疗机构林立，医务人员众多，但始终控制不了疾病的发展。正如日本大阪大学名誉教授中川米造所说："现代医学未能减少患者，反而使患者增加了。"原因是药品日趋增多，杂药乱投，多服久服而引起医源病、药源病。不少人长期受着疾病的折磨，痛苦地挣扎着残生。家人为之苦恼，社会为之增加了负担。因此，在文明先进的地方，兴起健身自疗，提倡自然疗法，是非常明智的选择。真气运行法具有一系列自然疗能特点，且不花钱，见效快，自然会成为人们的必然选择。

在国内，有十多个省、市建有真气运行培训中心或真气运行辅导站，常年开展真气运行培训。有关省、市的一些单位和团体将锻炼真气运行作为员工的福利，定期开展培训，治愈了不少人的慢性疑难病症，解除了痛苦，节约了大量医疗费用。有些机关、学校经常组织离退休干部、教师，静练真气运行法，效果显著，使老同志老有所学，老有所为，老有所乐，老有所养，老当益壮，这一惠及群众的公益活动被传为美谈。

在国外，特别是东南亚，新加坡、印度尼西亚、马来西亚等国，都成立了真气运行学会或基金会，常年举办培训班，受益者越来越多，影响越来越广。泰国、文莱、澳大利亚、德国也有不少人学练真气运行，真气运行的神奇作用得到了人们的普遍好评。马来西亚卫生部还将李少波真气运行作为中医养生保健方法，批准其在全国普及推广。同时，经兰州李少波真气运行研究所培训考核合格的真气运行教师，亦在该国人力资源部注册登记，以合法身份从事真气运行教学工作。

在兰州李少波真气运行研究所，为适应真气运行事业的发展，除大力开展科学研究外，还将不断地为国内外提供教材、资料，并拟在适当时间推荐给国家教育主管部门，使其成为中医院校学生的必修课，以体现《内经》的精要和经络学说的实质。

世界上有许多传统医学，如古埃及医学、美索不达米亚医学、印度医学、希腊医学、罗马医学、拜占庭医学、阿拉伯医学等，其中除希腊和罗马医学被近代欧洲医学吸纳而演化为现代医学外，多数被现代医学冲击而出现断层或被淘汰，唯独中医药不仅没有被淘汰，反而把一个完整的理论体系保留、继承了下来，并焕发出光彩。

真气运行学说作为中医学的核心内容，源于中医文化和华夏文化的深厚底蕴，再加上其实用效果，必然会得到中国及世界的认同。如今，我国已加入世贸组织，真气运行理法的服务空间也应超出国界，让她不仅给中国人民，还要给世界人民带来健康长寿的福音。有鉴于此，东南亚的一些有识之士，拟将《真气运行法》译成英文，推向欧美，相信同样能产生积极的影响。

可以预想，在李少波及其继承人的积极努力下，真气运行法终究有一天会成为中医院校教材中的鲜活内容；终究有一天会成为医疗机构所运用的施治手段；也终究有一天会成为人们的自觉行动，以此强身健体。

如此，他一生矢志追求的事业就有了归宿！

如此，他崇高的理想和目标就能得以实现！

附：真气运行事记
（1962～2014）

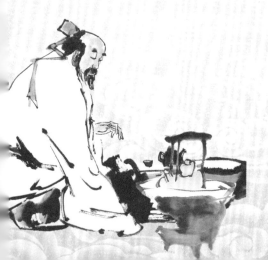

1962 年 4 月，李少波介绍真气运行三个阶段的署名文章《谈谈意守丹田及三步功法》在《甘肃日报》发表，真气运行法正式问世。

同年，甘肃省中医院设立真气运行治疗室，真气运行法应用于临床。

1975 年，中华全国中医药学会甘肃分会真气运行研究会成立，在甘肃省中医院挂牌办公，常年开展研究和培训，先后发展学术联络员 4000 余名。

1978 年，真气运行科研课题由甘肃省卫生厅立项，进行了长达 5 年的临床科学研究，1983 年获甘肃省卫生厅临床验证科技二等奖。

1979 年，《真气运行法》专著由甘肃人民出版社出版发行，此书 1981 年获全国新长征优秀科普作品三等奖，甘肃省同名一等奖。多位专家、学者，如吕炳奎、高士其、区德士、柯与参等对真气运行法给予了高度评价。

1981 年，甘肃中医学院成立真气运行研究所，开展真气运行研究，并将真气运行作为在校生的选修课。

1983 年，《增订真气运行法》由甘肃人民出版社出版发行，以后多次重印；《真气运行法》大字本同时发行，远销世界各地。香港《大公报》和澳门《澳门日报》专题报道了真气运行法。

1981 年以后，真气运行法先后在陕西、宁夏、河北、河南、黑龙江、江西、山西、福建等省、自治区得以推广。宁夏、江西地区的科研机构还进行了真气运行治疗癌症患者和各种慢性疾病的临床科学研究。

1987 年，李少波入编《甘肃省教育人名录》。

1987 年以后，真气运行法在广东省得到推广，连续在广州解放军军事体育学院、中山大学和深圳等地办培训班。其间，吸引了新加坡的许多爱好者参加培训。《深圳特区报》专题报道了真气运行法。

1989 年，《李少波真气运行法》由甘肃科技出版社出版发行，获全国优秀图书奖和中共甘肃省委、甘肃省人民政府优秀图书奖。

1990 年，中华中医药学会甘肃分会真气运行研究会第一期真气运行学术研讨会在甘肃省中医院举行，国内各省、市百余人参加。

同年，大型电视教学录像片《真气运行法》由甘肃音像出版社出版发行，获国家广播电影电视部著作演示"双向"荣誉奖。

1991 年，新加坡真气运行法学会成立。之后，李少波 5 次亲赴新加坡进行教学和真气运行师资的培训。

1992 年 7 月，经甘肃省科学技术委员会（今甘肃省科学技术厅）批准，兰州李少波真气运行研究所成立，常年开展真气运行的研究、培训及咨询。

1994 年 5 月，经国家中医药管理局批准，中国民间中医医药研究开发协会真气运行研究专业委员会在杭州成立，李少波任主任委员。之后，全国 20 多个省、市相继建立了真气运行研究及推广机构。

1989 ~ 2008 年，连续 10 年在杭州开展真气运行普及推广活动，专病专治研究和相关的学术活动。浙江全省大多数地市成立了真气运行研究会或协会。

1995 年初，编撰了《真气运行师资培训班讲义》（试用）和《真气运行五步功法教学讲义》。5 月，中国民间中医医药研究开发协会真气运行研究专业委员会首期真气运行师资培训班在杭州举办，国内外近百人参加培训。

同年，《真气运行论》由甘肃文化出版社出版发行。

1996 年修订了《真气运行师资培训班讲义》。9 月，第二期真气运行师资培训班在兰州举办。

1997年，《真气运行五步功法》教学录音教材由甘肃音像教材出版社出版发行。

同年，真气运行动功"五禽导引"入选《中华体育健身方法》一书。

1998年9月，第二期真气运行学术研讨会暨第三期真气运行师资培训班在杭州举办。

同月，真气运行研究专业委员会在杭州召开换届会议，选举产生了第二届委员会，李少波连任主任委员。

1999年4月，李少波教授90华诞庆典暨真气运行事业发展研讨会在兰州举行。

同年，《真气运行学》专著脱稿，2000年和2001年分别由新加坡的出版社与中国戏剧出版社出版发行。

1996年和2001年，真气运行法先后传入印度尼西亚和马来西亚，李少波数次亲赴两国进行教学。

2003年，编撰了《真气运行五步功法练功指导》，先后在马来西亚和国内内部发行。

2004年，甘肃省人民政府授予李少波"甘肃省名中医"称号。

同年，真气运行事业由李少波之女李天晓正式担纲。

2004年初，真气运行官方网站建立。

2004年7月，真气运行研究所举办师资培训班。之后，每月定期在兰州举办真气运行养生实践培训班，以及动功班和提高班。

2005年2月，马来西亚真气运行学会成立。常年在吉隆坡直辖区开展培训，并先后在雪兰莪、霹雳、森美兰、柔佛、马六甲、槟城、吉打、沙巴、沙捞越等州及泰国、文莱举办培训班。该国《星洲日报》《南洋商报》等华文媒体不断地介绍真气运行及创始人李少波教授。

同年，印度尼西亚真气运行基金会成立。定期在雅加达举办培训班，同时在泗水、三宝垄、万隆、峇厘和澳大利亚墨尔本等地开展培训。该国《国际日报》《千岛日报》等华文报多次报道真气运行及其防病治病效果。

2006年后，加拿大、德国、澳大利亚、泰国、文莱等国相继酝酿成立真气运行学会，建立了筹委会。

2008年9月，李少波100华诞庆典暨中医真气运行学术国际研讨会在兰州举行。中共甘肃省委常委、纪委书记蒋文兰等领导和国内外嘉宾200余人参加。在此前后，卫生部副部长、国家中医药管理局局长王国强和甘肃省副省长郝远专程看望李少波，一同交谈中医发展问题。

2008年前后，国内多家媒体，如《光明日报》《中国中医药报》《现代养生》《甘肃日报》《兰州晚报》《西部商报》甘肃电视台，从不同侧面报道了李少波及真气运行法。

2009年初，真气运行研究专业委员会从杭州迁至兰州，随即在兰州召开了工作会议，并进行专委会换届选举，产生了第三届委员会，李少波连任主任委员。

2009年6月，央视《夕阳红》专题节目报道了李少波。

2009年10月，真气运行师资培训班暨教学心得交流会在杭州举行。

同年，李少波获中华中医药学会成果奖，同时被聘为中华中医药学会终身理事。

同年，真气运行被国家中医药管理局继续教育委员会审定为国家中医药继续教育初级培训项目，对在职执业医师和从业人员进行培训，规定12学分。2011年4月在兰州进行了首期培训。以后，国家中医药管理局连续每年都将真气运行定为继续教育项目。2012年4月和2013年9月分别在兰州和平凉对在职执业医师进行培训。

2009年以来，经兰州真气运行研究所同意，杭州、苏州、北京、西安、深圳、青岛等地相继建立了真气运行培训推广中心，常年开展真气运行培训。

2010年，《李少波真气运行法》由中国中医药出版社出版发行。

同年，真气运行作用于肠胃病、高血压等科研课题由甘肃省卫生厅立项，甘肃中医学院附属医院成立真气运行研究室，开展临床科研。

同年，真气运行被兰州市作为非物质文化遗产予以保护，并继续申报省级和国家级非物质文化遗产项目。

2011年4月，真气运行作用于矽肺病专题培训在兰州举办，取得了显著效果。

2011年5月，历时两年修建的崆峒山真气运行研究院竣工。

同月，在甘肃省卫生厅机关开展真气运行讲座和培训。甘肃卫视报道了李少波及其健康长寿之道。

2011年6月，李少波被湖南《常德中医药》杂志聘为学术顾问。

同月，中央党校《党旗飘飘——优秀共产党人思想宝库》一书刊登了李少波的真气运行业绩。

2011年7月，李少波专著《李少波真气运行针灸推拿实践》脱稿。

2011年8月，真气运行研究院落成典礼暨真气运行临床实践五十周年纪念活动在甘肃省平凉市举行，国内外近300人参加。

2012年5月初，甘肃省卫生厅组织医务人员学练真气运行通督引起舆论纷争。5月31日，卫生部新闻发言人通过央视发言，做出正面回答。

2012年7月，李少波专著《李少波真气运行针灸推拿实践》由中国中医药出版社出版发行。

2012年10月，在北京召开的第一届全国民间中医药开发工程大会上，真气运行研究专业委员会获优秀组织奖，选送的学术论文获一等奖。

同年，在全国中医药发展论坛上，真气运行被评为中医药特色疗法。

2013年4月，真气运行研究专业委员会在兰州召开换届工作会议，选举产生了第四届委员会，李天晓任主任委员。

同年，在中国特色中医药论坛上，兰州李少波真气运行研究所被授予"中医药真气运行养生教育示范基地"。

同年11月，在广东中山市召开的第二届全国民间中医药开发工程大会上，真气运行被中国民间中医医药研究开发协会定为中医药实用技术推广项目，选送的论文获优秀论文奖。

2014年8月，崆峒山真气运行养生文化广场落成，并举行盛大的庆典活动，海内外近300人参加。

后　记

　　喜欢读中国历史的人，都会被帝王将相们的文韬武略所吸引。台前幕后的经国大计，莽原沙场的刀光剑影，孤城远镇的运筹策划，舞榭歌台的杯盘交错，以及英雄末路，美人迟暮，壮士悲歌，忠臣饮恨……所有这些无不令人拍案击节，或扼腕长叹。然而，看得多了，就会发觉在现实生活中，有许多在平凡岗位中做出不平凡的业绩，为社会和人民做出特殊贡献的人，也同样应载入史册，为他们树碑立传。

　　也许是出于这种考虑，早在 20 世纪 90 年代，有不少贤达就积极主张为父亲李少波立传，但由于种种原因而未能如愿。

　　进入 21 世纪以来，尤其是自己接了真气运行事业的班后，深感肩上的责任重大，为父亲立传的想法时时萦绕心头。我的这个想法，凑巧和印度尼西亚的叶冠仁、马来西亚的徐正山等师兄弟不谋而合。随后，经策划，由师兄弟焦世袭执笔，于 2002 年 10 月完成了《李少波传略》的初稿。同年 11 月，在马来西亚真气运行学会内部限量印刷。

　　人生天地之间，若白驹之过隙，忽然而已。十多年过去了，沧海桑田，2011 年 9 月父亲无疾而终。这时，不少有识之士，特别是父亲的门生弟子们提出，要尽快撰写出版老师的传记，使更多的人了解这位对中医学做出划时代贡献，为人类健康事业做出不朽业绩的传奇式人物。

受众人之嘱托，本人与焦世袭多次商议谋划，在原稿基础上，做了必要的补充和完善，于父亲逝世三周年之前脱稿。窃以为，藉此可报答同门好友的信任之情，也告慰父亲的在天之灵。但奉献给读者的是否算纪传体作品，我们也不托底。感觉似是传记，又像是新闻报道，抑或又是其他。请读者诸君权且把它当作一个载体，就如一只生活之碗，关注碗里盛载的内容，而不是容器本身。

父亲毕生致力于真气运行学术的研究，成就了医学养生学史上的一代伟业，开创了医学以真气运行调控之先河，可敬可佩。他一生恬憺无为，注重养生，生活简朴，随遇而安，不为任何琐事所累，唯一割舍不下的是他一心所追求的真气运行事业，对此锲而不舍，矢志不移。

有鉴于此，为他写传，主要是围绕他一生由病而医，由医悟道，医道同参，探求人体生命奥秘这样一条线索着笔，其他与之无关的社会活动、家庭生活、平常轶事均无收录。这也是父亲生前的本意。试想一位年过百岁的老人，一个世纪的经历何其之多，都要记载下来似无此必要，只能择其要者而录之。

在写作中，为了将一件事情前后连贯起来，有些章节并不是以时间为顺序，而是以事件沿革为始末，因此有较大的时空跨度。写作中有关章节还参考引用了《真气运行学》，以及其他一些同仁的科研报告、锻炼体会和典型案例等，恕不一一署名，在此一并致谢。

由于我们水平有限，疏漏不妥之处在所难免，恳望贤达不吝赐教。

李天晓　谨识

己亥孟夏于甘肃兰州